体外诊断产品研发与评价
专家共识 I

总主编 丛玉隆 童明庆

主 编 李晓平 等

U0227470

科学出版社

北 京

内 容 简 介

  本书系"体外诊断产品研发与评价专家共识"的第一个分册,内容包括"体外诊断产品立项与研发的过程管理"和"体外诊断产品上市后再评价"两部分;结合国内外的相关法规和文献,系统介绍了体外诊断产品研发和评价的相关理论与实践,具有多维度的行业指导性。

  本书由多年奋战在检验医学临床一线的资深专家和来自企业研发一线的专家及年轻学者共同编写,内容系统、翔实、实用性强,适用于体外诊断产品领域产、学、研、用、评的各个方面。

图书在版编目(CIP)数据

体外诊断产品研发与评价专家共识. Ⅰ / 丛玉隆,童明庆主编. —北京:科学出版社,2020.6

ISBN 978-7-03-065245-4

Ⅰ. 体… Ⅱ. ①丛… ②童… Ⅲ. 诊断剂–研制 Ⅳ. R981

中国版本图书馆 CIP 数据核字(2020)第 088895 号

责任编辑:沈红芬 / 责任校对:张小霞
责任印制:赵 博 / 封面设计:黄华斌

科 学 出 版 社 出版
北京东黄城根北街 16 号
邮政编码:100717
http://www.sciencep.com

三河市骏杰印刷有限公司印刷
科学出版社发行 各地新华书店经销

*

2020 年 6 月第 一 版 开本:720×1000 1/16
2025 年 3 月第七次印刷 印张:9
字数:180 000
定价:**45.00 元**
(如有印装质量问题,我社负责调换)

编 委 会

序　言

《体外诊断产品研发与评价专家共识》的出版是我国体外诊断（in vitro diagnosis）产业和检验医学领域的一件大事，可喜可贺！

该共识的总主编是我国检验医学界的资深专家丛玉隆教授和童明庆教授，他们曾经是中国医学装备协会检验医学分会的首届主任委员和副主任委员，是全国医用临床检验实验室和体外诊断系统标准化技术委员会（TC136）的主任委员和顾问。在学会组织的有关体外诊断产品研发与评价的学术研讨中，在TC136组织的有关体外诊断产品国家标准、行业标准的制定和审评中，他们深切体会到虽然有许多与体外诊断产品相关的规范性法规、标准、规范和指南，但由于发布这些文件的主体不同，发布时间和适用对象也不同，如何进行正确解读，避免误解和误用，是我国体外诊断产业和检验医学界一个亟待解决的问题。

2017年初，他们就开始酝酿并着手编写该共识，以期对上述问题的解决有所帮助。丛玉隆教授在《体外诊断产品研发与评价专家共识》的编写启动会上对编写工作提出了"四个一"和"六个要"：编写一部精品，发现一批人才，培养一支队伍，建立一种文化；要标准，要规范，要经典，要包容，要实用，要前瞻。共识的内容从体外诊断产品的研发立项开始，涵盖研发的过程管理，性能参数的设计与确立，质量审评与应用评价，以及上市后的再评价，囊括了体外诊断产品生命周期中的几乎所有问题。在编写过程中，他们组织检验医学领域产、学、研、用、评的各方面专家和学会的委员，开展了一系列的学习文献、领会内涵、研讨问题、达成共识的学术活动，参加的专业人员在百人以上，阅读的文献数以百计，并召开了多次大型审评会和专题研讨会。终于，他们用辛勤劳动与汗水换来的成果——《体外诊断产品研发与评价专家共识》和大家见面了，这是我国体外诊断产业迅猛发展的产物，是我国检验医学领域的一个里程碑！

　　希望该共识的出版能够进一步促进体外诊断产品的研发与创新，进一步促进检验医学事业的高水平发展！

中国医学装备协会理事长

赵自林

2020 年 4 月

前　言

近十几年来，随着现代生物医学理论和技术水平的提高，我国的检验医学也获得了迅速发展。而作为检验医学赖以发展的重要基础之一，体外诊断（in vitro diagnosis，IVD）设备和试剂，也兴起了一股自主研发和生产的产业热潮。如何充分发挥国产 IVD 产品在临床诊疗中的作用，提高国产 IVD 产品的质量，使之达到国际一流水平，已经成为业内（检验系统研发人员、医学实验室工作者、临床医生、国家监管人员）普遍关注的热点问题。

要提高 IVD 产品的质量和临床效益，首先要有产品生产、使用和评价的标准、规范和指南。为此，国家药品监督管理局、卫生健康委员会及标准化管理委员会等部门均积极组织各方面的专家编写了许多有关 IVD 产品生产、使用和评价的国家标准、行业标准、规范和指南等，以期从不同角度提高 IVD 产品的质量及其在临床诊疗中的价值。同时，国际上也有许多关于 IVD 的标准和规范性文献，如国际标准化委员会（ISO）、美国临床实验室标准化协会（CLSI）及欧盟等发布的有关 IVD 的文件。这些文件或文献由于发布主体和发布时间等不同，侧重点和具体规定可能不尽相同，甚至偶尔还有不一致的情况发生。如何全面正确地解读这些文件，根据工作需要正确选择和应用有关文件，特别是防止误解和误用，是 IVD 产品研发、生产、评价和应用者迫切期望解决的实际问题。

中国医学装备协会检验医学分会是由 IVD 产品的产、学、研、用、评等各方面专家组成的学术平台，有责任在提高 IVD 产品质量和效益的工作中发挥应有的积极作用。2017 年初，检验医学分会即开始酝酿并决定组织产、学、研、用、评等各方面的专家，根据政府上述管理部门所发布的各种国家标准、行业标准、规范和指南等文件，结合 ISO、CLSI 及欧盟关于 IVD 的相关规定等文件或文献，融入工作中的经验和体会，编写一套内容完整的"体外诊断产品研发与评价专家共识"。编写组在查阅大量文献的基础上，通过学习、交流和反复研讨，力图阐明 IVD 产品研发、生产、评价和应用各个环节中的原则要求及其相关理论与实践，以期为我国 IVD 产品跻身国际一流水平添砖加瓦，为我国检验医学的发展助力加油！

本共识内容包括：IVD 产品立项与研发的过程管理，IVD 产品的各种性能参数，如准确度、精密度、线性、可报告区间、检出限、定量限、稳定性等，标准物质的制备与量值溯源（包括不确定度的计算），参考区间与决定水平，定性和定量试剂的临床试验与评价，即时即地检验（POCT），微生物检验产品的研发与评价，IVD 产品上市后的再评价等十几个部分。根据各部分的具体内容，合并为几个分册，陆续出版。将 IVD 产品研发和评价的所有相关理论与实践问题进行完整、系统的阐述，这在国内外均属首次尝试，这种尝试是伴随着我国 IVD 产业和检验医学迅速发展应运而生的。

本共识大部分的主要内容包括：共识部分、编写说明、应用实例和参考文献；共识部分根据使用者的不同而分别表述，如对于研发生产者、检验者、审评者、验证和临床使用者等均有不同要求。因此，本共识是一个多维度的共识，适用于 IVD 领域产、学、研、用、评的各个方面。

参与本共识编写的人员有多年奋战在检验医学临床一线的资深专家，也有许多知识渊博而又经验丰富的年轻学者，特别是许多来自企业研发一线的专家，他们对于 IVD 产品性能参数的设计与建立具有丰富的实战经验，他们的加盟使得本共识不仅理论叙述详尽，而且内容翔实丰满，具有鲜活的生命力和实战性。希望本共识的问世能够对我国 IVD 产业的发展和产品的临床应用有所裨益。

在本共识编写和审定过程中，检验医学分会，有关高校、医院、IVD 检验和审评部门，以及产业界的专家均给予了大力支持和指导，特别是三位统计学专家，于浩教授、赵楠博士和刘玉秀教授，他们在百忙之中对本共识中所用的统计学方法、公式和符号均逐一进行了审核和查验，在此一并表示由衷的感谢！本共识适合从事 IVD 产品研发、检验、验证、评价和使用的相关人员阅读。由于时间仓促、编者水平所限，书中错误与不足在所难免，欢迎各位同道批评指正！

丛玉隆　童明庆

2020 年 4 月

目　　录

第一部分　体外诊断产品立项与研发的过程管理

第二部分 体外诊断产品上市后再评价

第 一 部 分

体外诊断产品立项与研发的过程管理

1

项目选择、可行性分析和立项

项目的选择要体现科学性、先进性、实用性和新颖性。新产品立项评估直接关系到项目最终的成败。因此，提高决策的科学性、选择合理可行的项目，可以降低新产品开发的风险。

1.1 项目选择

1.1.1 市场分析

一个新产品是否能顺利上市，并且满足市场的需求，能否给企业带来预期的回报，前期的市场需求分析是项目成功的基础。

市场分析可以从以下三个方面入手。

1.1.1.1 市场规模

调查新项目所属细分领域的发展趋势、产品定位，按照开发流程，预估本产品开发完成并投入市场的时间，预测能否在本产品需求的鼎盛期投入市场。

统计产品所在细分领域的市场容量，预测产品上市后 3～5 年的市场状况及发展趋势。在此提醒，考虑产品开发和上市前审批的周期具有重要意义，市场预期是动态的，客观准确的预测会抓住市场机会，反之，会导致项目的投入产出出现巨大偏差。

1.1.1.2 竞争产品分析

分析竞争产品的价格、目标客户特征、采购方式及影响市场的因素。准确的市场价位预测，可以帮助公司设定开发、生产的成本目标，避免出现成本高于市场价格的情况。根据竞争产品的价格及市场情况，拟定利润目标，在产品设计开发过程中可以指导原材料的选择策略，并且在生产研发过程中指导生产工艺的确定，以保证在量产中产品质量稳定，生产成本合理。

> **小贴士**：体外诊断产品在实验室设计的成功，不等于最终量产的成功，要考虑量产并质量稳定状态下的成本才有意义。

分析目标市场上竞争对手市场占有率，确定公司产品定位和占有率目标，进而可以预测年销售额，预测投资回报周期。

1.1.1.3　政策分析、物价和医保

在立项前，应调查国家宏观产业政策是否明确，是否有政策法规的支持或者限制，有无地方政府的扶持或者限制，因为这些因素对产品上市具有很大影响。产品涉及的临床测试项目在各省市医疗机构的物价批准情况，以及是否纳入医保体系等都会直接影响产品的定价和销售。

> **小贴士**：由于开发、试产、检测、临床试验和产品注册周期比较长，考虑注册完成后的市场情况才有意义。

1.1.2　临床需求

体外诊断产品是以临床应用为目的，所以必须关注临床使用的安全性、有效性。体外诊断产品的适用范围广泛，涉及最广的是医疗机构的检验科、病理科及特定的临床科室，如变态反应科、急诊科、妇产科、心内科、移植科、重症监护室等。另外，戒毒所也会用到毒品检测类试剂。目标科室的确定可以准确地定位产品的目标客户，进而确定和公司现有的销售渠道是否一致。对医学用途、患者群体、预期用户、流行病学的研究等，有助于指导公司预估产品市场定位。产品临床性能的需求应该听取临床专家的原则性建议，同时可采用问题调查的方式，收集适用的临床科室的专业人员的建议。这对于新产品的差异性设计具有重要的指导意义，差异性的设计会成为该产品未来在市场上的竞争优势。

> **小贴士**：公司在调查临床需求时，不仅要听取行业内权威专家的意见，了解技术先进性的需求，还应该结合公司产品的定位，考虑是否有效地覆盖了整个目标市场的专业人士的需求，以确保上市后产品的应用前景。

1.1.3　适用的法规

在产品立项时应考虑该产品预期的用途及设计理念，进而了解对应的医疗器

械分类，注册检测和临床试验的要求，估计相应的上市周期及成本等。对于创新型产品，由于注册分类不确定，有时甚至没有已经上市的产品做临床试验对照，在立项阶段需考虑由此引起的验证和确认的复杂性及不确定性，以及潜在的上市过程的延长、注册成本的增加等因素。

体外诊断产品适用的法律法规、国家标准、行业标准、标准物质及产品注册技术审查指导原则等参见附录。

> **小贴士：** 需要考虑注册临床试验的可行性，例如，阳性样品的可得性，特殊型别的覆盖率，对照产品的选择。过低的阳性样品率有可能造成临床试验周期过长或者注册失败。
>
> 请密切关注国家药品监督管理局发布的临床试验豁免目录，研究本项目临床豁免的可能性。
>
> 拟在中国上市的创新产品需要关注国际上类似产品的上市情况。在国际上尚未获批的创新产品需充分考虑产品注册的复杂性及不确定性。结合专利情况或是否属于国家科技重大专项或国家重点研发计划项目等情况（具体请参见"医疗器械特殊审批程序"和"医疗器械优先审批程序"），可以考虑申请特殊审批或优先审批注册路径。

1.1.4 产品性能需求的确定

新产品立项之初，应对国内外相关或者类似产品的方法学、反应原理、参数、方法学的限制等进行分析。根据上述分析结果，同时考虑适用的国家标准、行业标准对产品的技术指标方面的要求，确定拟研制产品的预期用途、功能和性能指标。另外，根据产品注册的临床试验要求（适用时），开始考虑选择可能的临床试验对照产品。

> **小贴士：** 在制定性能需求时，需结合考虑产品成本、临床需求等，选择适宜的技术。

1.1.5 知识产权管理

为保护公司的技术创新成果，保证公司的合法权益，加速技术成果转化，在产品立项之初就应考虑知识产权管理策略，对于开发过程中的知识产权申请和管理确定方向。同时，要有专业人员对相关产品和技术的专利使用情况进行调研，以规避专利冲突等问题。

1.1.6　战略发展的匹配性

选择的项目应与公司的总体发展和长期战略保持一致，应考虑与公司的技术平台开发能力、供应商体系、生产制造能力、市场营销体系相匹配。进而优化成本，发挥技术和生产的规模效应，发挥渠道的整合能力，实现业务的可持续发展。

1.2　项目可行性分析

1.2.1　投资及回报分析

分析竞争对手相关产品的成本结构、开发投入、营销成本构成和利润率等，预测开发此产品的投入与产品上市后 3～5 年的投资回报率。

1.2.2　技术可行性分析

1.2.2.1　技术现状及技术定位分析

相关领域国内外技术现状及趋势，已经上市的类似产品的优缺点及拟开发产品的差异性定位。

1.2.2.2　技术能力分析

拟开发的产品能否在原有的技术平台上和已有的资源情况下进行，以节约开发成本并缩短开发周期。如果采用新技术平台，需要考虑人、机、料、法、环相关因素的可行性。

1.3　产品立项

明确了市场及用户的需求，进行项目可行性分析后，决策者对是否立项进行判断，并明确产品定位，制订开发计划。

1.3.1　产品定位

根据产品所在细分领域的市场分布、竞争态势，结合本公司在此产品线的开发现状，确定产品的主要目标客户群（如高端市场客户/中低端市场客户），进一步明确产品市场定位。

　　结合调研需求编写产品需求说明书，产品需求说明书应包括功能性需求、安全性要求、性能参数需求、成本要求、可靠性需求、使用环境需求、产品外观及规格需求等。

1.3.2　立项

　　项目负责人根据市场调研、技术调研、相关政策法规调研，结合公司现有技术、设备、人员、财力等评估项目开展的可行性，并编制立项文件，包括但不限于以下内容：相关领域国内外技术现状及趋势、国家产业政策、项目前景、意义和必要性、项目的技术、经济效益分析、项目开发的可行性等。经评审决议通过后，该项目正式立项，并保持相关评审记录。

1.3.3　策划

　　立项后，参照国家医疗器械注册法规要求的产品技术要求内容，项目负责人组织编制产品技术规格说明书，制订项目各阶段计划、任务及项目的风险管理计划，并输出项目计划任务书、设计开发进度跟踪表。其中项目计划任务书可包括以下内容：目标、分工/职责、开发周期、开发关键节点、进度安排及所需资源，如人员、设备等。

　　项目组召开设计开发输入评审会议，评审通过后，进入下一阶段，并保存相关评审记录。

2

产品的设计开发

2.1 产品设计开发概述

产品开发是企业赖以生存的基础，只有开发的产品符合法规、临床适用性强、安全有效、质量稳定、成本和价格合理、满足市场需求，企业才能在激烈的市场竞争中处于优势地位。每个企业的开发流程不尽相同，但关键流程、控制点基本相似。所以，本章将介绍产品立项过程中需要考虑的内容及涉及决策的几个方面。

开发通常包括技术开发和产品开发两个阶段。技术开发是指新品种、新技术从创新构思中产生，直至产品、技术确定的过程；是开发人员或开发机构根据市场现实或潜在的需求，通过一定的技术路线、采用适当的方法和手段，开发出能满足或能更好地满足市场需求的新品种、新技术和新服务。产品开发简单地说就是把技术转化为产品的过程。在应用中，产品的开发一般分为原创型开发和改进型开发。原创型开发可以是新技术转化为新产品，也可以是用现有技术进行创新性的结合，产生一个新产品，进而实现预期的功能。改进型开发通常是在已有产品的基础上进行改进，减少局限、降低成本或者提高性能等。

2.1.1 产品设计开发策划

根据 ISO 13485 质量管理体系的规定，产品设计和开发策划是指组织针对产品的设计和开发进行策划与控制。适当时，随着设计和开发的进展，应保持并更新设计和策划文件。

设计和开发包含策划、输入、输出、评审、验证和确认、设计更改的控制等一系列的过程。它可能涉及多方面的技术开发和集成，应充分考虑设计开发过程中的不确定性和动态性、设计转化过程中各接口的协作等。

2.1.2 产品设计开发分类

2.1.2.1 根据法规分类

根据产品风险程度由低到高，体外诊断产品分为第一类、第二类和第三类共三类产品。

2.1.2.2 按照技术来源分类

按照技术来源分为三类：原创型产品、改进型产品和技术引进产品。

> **小贴士**：进行技术引进之前，要充分了解技术的先进性、技术的成熟度及是否可能构成知识产权侵权等。

2.1.3 产品设计开发资源、条件要求

2.1.3.1 资金要求

项目立项要预测项目的资金投入，确保项目能顺利开展并在项目成功后可以产生经济效益或使公司获得某些关键性的技术。研发资金为研发过程中所需的费用开支，包括：

（1）研发人员的工资、奖金、津贴、补贴、社会保险费、住房公积金等人工费用及外聘研发人员的劳务费用。

（2）用于产品设计开发过程中的设备、模具、工装等费用。

（3）研发使用的材料、耗材费用。

（4）研发过程中中间产品产生的检验费。

（5）用于研发活动的软件、专利权、非专利技术等无形资产的费用。

（6）研发成果的论证、评审、验收、评估及知识产权的申请费。

（7）通过外包、合作研发等方式，委托其他单位、个人或者与之合作进行研发而支付的费用。

（8）体外诊断产品用于注册报批所需要的费用，包括检验费用，如检验试剂、标准品、仪器、运输、人员差旅等费用；临床试验费用，如测试试剂、对照试剂、参考试剂、仪器、冷链仓储运输、患者标本、伦理审评、启动会、中期讨论会议和结题会等费用；注册费及其他间接费用。

（9）用于研发活动的仪器、设备、房屋等固定资产的折旧费或租赁费，以及相关固定资产的运行维护、维修、计量等费用。

（10）与研发活动直接相关的其他费用，包括燃料和动力费，技术图书资料费、资料翻译费、会议费、差旅费、办公费、培训费、专家咨询费、高新科技研发保险费等。

2.1.3.2　人员要求

研发人员应根据项目目标和任务需要配备，要正确选择、合理使用、科学考评。选择合适的人员完成项目规定的各项任务，多部门配合从而保证整个项目目标和各项研发任务完成。体外诊断产品研发人员通常涉及光学、机械、电子、计算机和生物检验医学等专业，研发工作需要电子工程师、结构工程师、光学工程师、软件工程师、医学检验技术人员，以及免疫学、分子生物学、化学、药学等专业人员的配合。人员配备的原则：

（1）成立项目组，明确项目负责人。

（2）专业覆盖，如此专业没有相关人员可以委托给外部人员。

（3）按照进度要求配置人员。

（4）需要考虑测试人员的配备。

（5）在研发关键节点充分考虑相关部门人员的参与，如法规注册人员、质量管理人员等。

2.1.3.3　设备要求

研发、生产、质量检测设备是产品研发进行的前提条件之一，在体外诊断产品研发实施前期需要考虑研发过程中所需要的设备需求和配置。体外诊断产品研发设备包括通用研发设备、通用安全检测设备、专用设备等。

（1）电子产品通用研发设备，包括电烙铁、热风焊机、示波器、万用表、信号发生器、频谱分析仪、数字电桥、信号采集器、逻辑分析仪、仿真器等。

（2）通用安全检测设备，包括耐压测试仪、漏电流测试仪等。

（3）专用设备：电磁兼容性检测设备和环境试验设备。

> **小贴士：** 使用频率不高且昂贵的研发设备，如电磁兼容检测相关设备、环境试验设备等，可以采用租借或委托检测方式进行，但要注意设备在计量等方面的合规性及被委托方具有符合国家要求的相应资质。

2.1.3.4　研发过程的厂房设施

研发过程的厂房设施可参照国家《医疗器械生产质量管理规范　体外诊断试剂现场检查指导原则》等文件的要求。

2.2   法律法规、技术指导原则、适用标准和标准物质

2.2.1   法律法规

企业作为产品的注册者，对产品负法律责任，应保证产品符合适用的法律、法规、规章、强制性标准等。

只有在产品的设计研发阶段充分考虑整个产品生命周期中（设计、生产、销售、储运、使用和销毁）的法规要求，才能保证设计研发的最终产品符合法规要求。

国家药品监督管理局为体外诊断产品的监管主体。在检索法律法规的时候，请同时关注其他相关的政府主管部门的相应规定。例如，无线电管理局对于含无线模块（WI-FI 功能）的仪器的认证要求；人类遗传资源办公室对含有中国人群遗传资源的样品的管理要求；中国计量科学研究院对有测量功能的产品的检定/校准要求；质量认证中心对某些产品或组件的强制安全认证要求等。

与体外诊断产品相关的政府部门架构参见图 1.2.1。

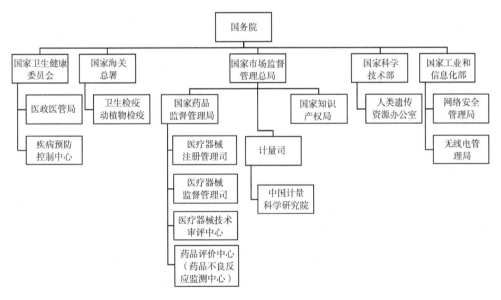

图 1.2.1   与体外诊断产品相关的政府部门架构

国家药品监督管理局相关机构设置参见图 1.2.2。

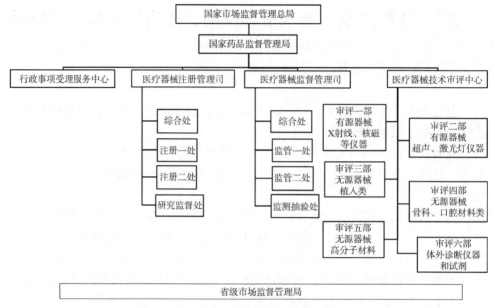

图 1.2.2 国家药品监督管理局相关机构设置

法律法规的要求是动态的,任何法律法规都有其发生效力的地域和时间限制。企业应随时关注法律法规的变化。与体外诊断产品相关、现行有效的法律法规详见附录1。

> **小贴士:** 如果目标市场包括其他国家,那么应在研发阶段就考虑目标市场的法律法规要求。

2.2.2 技术指导原则

国家药品监督管理局发布了一系列的体外诊断产品技术指导原则,是体外诊断产品研发、注册过程中重要的技术指南,详见附录2。

> **小贴士:** 在研发起始阶段,应查阅是否有相应的指导原则。如有,则应当遵循;如没有,建议参照类似产品的技术指导原则的相应要求。

2.2.3 国家标准和行业标准

标准包括国家标准、行业标准、地方标准、团体标准和企业标准。国家标准分为强制性标准、推荐性标准,行业标准、地方标准是推荐性标准。强制性标准必须执行。国家鼓励采用推荐性标准。体外诊断产品要符合国家标准和行业标准。建议使用推荐性标准，如不使用推荐性标准，则需提供充分证据，证明产品的安全性和有效性，详见附录3。

> **小贴士**：通常，执行推荐性标准是产品研发过程中相对简单的路径。

2.2.4 标准物质

体外诊断试剂在研发的初期，需要考虑是否有国际标准物质、国家标准物质，用于指导研发和生产。国际标准物质如美国国家标准局的 SRM 标准物质，英国的 BAS 标准物质，德国的 BAM 标准物质。国家标准物质具体可以参考标准物质网、中国食品药品检定院和北京市医疗器械检验所相关科室的目录，详见附录4。

> **小贴士**：①鉴于以上内容在持续更新中，请查询相关网站发布的内容；②标准物质在使用过程中应考虑到互换性和同质性。

2.3 设计开发阶段划分

2.3.1 设计开发各阶段简述

不同的市场环境下不同企业的产品多样化特征较为明显，但产品设计开发过程中存在许多内在的相似性。体外诊断产品设计开发的基本程序一般包括五个阶段。

2.3.1.1 决策阶段

对市场环境需求、科学技术发展、企业生产能力、产品的经济效益等进行可行性调研分析，并通过对产品进行先行试验或者专家评审后，再做出产品是否设计开发的决策。

2.3.1.2 设计阶段

通过对产品结构、材料、工艺的分析选择，设计、计算及进行必要的试验，完成编（绘）制全部产品图样和设计文件。

2.3.1.3 试制阶段

试制可分为样机（品）试制和小批试制。产品的试制与试验包括对产品设计开发的图文档、设计文档、工艺文档等进行正确性验证，并对产品的环境适应性、技术可靠性进行检验。

2.3.1.4　定型生产阶段

工艺、工装定型，并进行生产制造的阶段。大批量生产的某些产品（如免疫分析仪等）的设计和开发工作，在定型生产前也可增加"试生产阶段"。

2.3.1.5　持续改进阶段

通过了解并掌握加工、装配、储运及使用中的质量信息、用户要求，及时汇总、分析与处理，进行必要的试验和产品改进，以实现产品质量的不断发展，提高产品的适用性。

产品研发关键节点流程参见图 1.2.3。

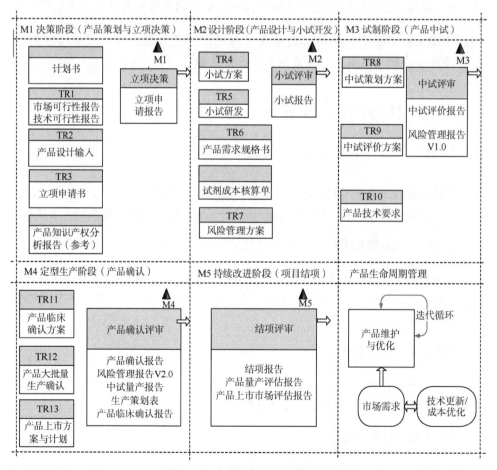

图 1.2.3　产品研发关键节点流程

注：M1~M5. 里程碑决策评审，同时表示相应的阶段；TR1~TR13. 关键技术或业务评审

各阶段详细划分举例参见表 1.2.1。

表 1.2.1　各阶段详细划分举例

阶段代号	阶段里程碑定义	原创型产品	改进型产品	技术引进产品
M1	决策阶段（产品策划与立项决策）	√	√	√
M2	设计阶段（产品设计与小试开发）	√	√	√
M3	试制阶段（产品中试）	√	√	—
M4	定型生产阶段（产品确认）	√	√	—
M5	持续改进阶段（项目结项）	√	√	—

注："√"表示适用；"—"表示不适用。

2.3.2　各阶段关键输出与评审举例

各阶段关键输出与评审举例参见表 1.2.2。

表 1.2.2　各阶段关键输出与评审举例

阶段	关键输出	主导部门	评审级别
M1　决策阶段（产品策划与立项决策）	计划书	产品策划	—
	市场可行性报告 技术可行性报告	市场代表	关键技术评审（TR1）
	产品设计输入	市场代表	关键技术评审（TR2）
	立项申请书	研发代表	关键技术评审（TR3）
	产品知识产权分析报告	研发代表	—
	立项申请报告	项目经理	立项评审（M1）
M2　设计阶段（产品设计与小试开发）	小试方案	研发代表	关键技术评审（TR4）
	小试开发	研发代表	关键技术评审（TR5）
	产品需求规格书	项目经理	关键技术评审（TR6）
	试剂成本核算单	财务代表	—
	风险管理方案	项目经理	关键技术评审（TR7）
	小试报告	研发代表	小试评审（M2）
M3　试制阶段（产品中试）	中试策划方案	中试代表	关键技术评审（TR8）
	中试评价方案	研发代表	关键技术评审（TR9）
	产品技术要求	研发代表	关键技术评审（TR10）
	风险管理报告	项目经理	中试评审（M3）
	中试评价报告	中试代表	

续表

阶段	关键输出	主导部门	评审级别
M4 定型生产阶段（产品确认）	产品临床确认方案	临床代表	关键技术评审（TR11）
	产品大批量生产确认	生产代表	关键技术评审（TR12）
	产品上市方案与计划	市场代表	关键技术评审（TR13）
	中试量产报告	中试代表	产品确认评审（M4）
	产品生产策划控制表	中试代表	
	产品临床确认报告	临床代表	
	风险管理报告	项目经理	
	产品确认报告	项目经理	
M5 持续改进阶段（项目结项）	产品量产评估报告	项目经理	决策评审（M5）
	产品上市市场评估报告	市场代表	
	项目结项总结报告	项目经理	

2.3.3　各阶段任务举例

2.3.3.1　M1 决策阶段（产品策划与立项决策阶段）举例

M1 决策阶段（产品策划与立项决策阶段）的主体任务与角色定义参见表 1.2.3。

表 1.2.3　M1 决策阶段主体任务与角色定义

任务负责	任务描述	输出	评审级别
产品策划	组建立项小组；签批项目计划书，旨在做产品立项前评估和准备	计划书	—
市场代表、技术服务代表	市场代表制订调研计划，技术服务代表协助实施计划。产品市场需求调研、价格分析、销售预测、市场策略。识别产品技术服务需求，竞争分析，制定客服策略。产品功能/性能竞争分析	市场可行性报告	TR1
市场代表、研发代表、注册代表	市场代表根据产品功能/性能竞争分析，形成产品需求原型。研发代表参与提出意见。注册代表识别适用的法律法规、标准、指导原则等	产品设计输入	TR2
项目经理、项目团队	从技术实现角度进行技术可行性分析。针对新产品技术不确定性和公司产品现状要求，研发可以增加预研活动。从产品实现的角度，进行项目计划、人员配置计划、人力预算、费用预算、资源预算等	立项申请书	TR3

任务负责	任务描述	输出	评审级别
研发代表、知识产权代表	研发代表通过专利查新形成知识产权资料输入。知识产权代表负责展开专利、著作权查新，形成产品知识产权策略、风险与竞争分析	产品知识产权分析报告 参考性输出	—
项目经理、项目管理	项目经理输出立项申请报告，包括市场可行性数据、技术可行性数据、人力费用预算、项目计划等内容，用于立项汇报。项目管理组织立项决策评审会议，向公司申请立项	立项申请报告	M1
研发质量人员（PQA）	确保整个设计研发流程符合公司的产品研发标准化操作程序（PDP），保证每个阶段的输出文档的完整性和规范性	—	—

2.3.3.2　M2 设计阶段（产品设计与小试开发阶段）举例

M2 设计阶段（产品设计与小试开发阶段）的主体任务与角色定义参见表 1.2.4。

表 1.2.4　M2 设计阶段主体任务与角色定义

任务负责	任务描述	输出	评审级别
研发部门、采购部门	根据产品设计输入，经历资料调研、方法学确立、对照试剂盒选择、标准品的确定、原料的购买及检验、产品工艺初步确定等环节，制定小试方案	小试方案	TR4
研发部门	根据小试方案中制定的方案和标准完成小试研发	小试研发	TR5
项目经理	根据产品设计输入、产品调研资料、行业标准、成本核算信息等，完成产品需求规格书 产品需求规格文件需要包含产品规格、产品法规、配套仪器信息、试剂包装信息、校准品信息、质控品信息、制造需求等	产品需求说明书、产品说明书	TR6
财务代表	根据初步配方，核算成本，输出试剂成本核算单（研发）	试剂成本核算单（研发）	A 级
项目经理	根据产品特点，对产品进行风险评估，至少包含初始危害分析、产品安全特征、风险评价清单等内容	风险管理方案	TR7

2.3.3.3　M3 试制阶段（产品中试阶段）举例

M3 试制阶段（产品中试阶段）的任务与角色定义参见表 1.2.5。

表 1.2.5　M3 试制阶段任务与角色定义

任务负责	任务描述	输出	评审级别
中试代表	制定中试策划方案,启动中试	中试策划方案	TR8
研发部门	根据产品需求说明书,制定中试评价方案	中试评价方案	TR9
项目经理	根据产品设计输入、法规要求等信息,输出产品技术要求	产品技术要求	TR10
中试代表	根据第一批中试的情况,输出中试评价报告	中试评价报告	M3 中试评审
项目经理	根据风险管理方案的要求及第一版中试评价报告的结果,进行风险分析,判断可接受状态	风险管理报告	

2.3.3.4　M4 定型生产阶段(产品确认阶段)

M4 定型生产阶段(产品确认阶段)的任务与角色定义参见表 1.2.6。

表 1.2.6　M4 定型生产阶段任务与角色定义

任务负责	任务描述	输出	评审级别
产品策划代表、临床代表、项目经理	根据产品注册临床情况,选择产品确认临床地点及制定产品临床试验方案 方案须包含产品临床易用性、可靠性、竞争对比机型性能比较、产品临床学术研究等内容	产品临床试验方案	TR11
项目经理、生产代表	根据中试评价报告,确认大批量生产	产品大批量生产确认	TR12
产品策划代表、市场代表、项目经理	产品策划与市场代表负责根据公司决策层及市场竞争情况,编写产品上市方案与计划 需要明确产品信息采集策略、推广策略、产品定价、竞争分析、产品市场计划、产品铺货策略等产品运作事宜	产品上市方案与计划	TR13
中试代表	结合中试评价报告,进行第二、三批生产的中试评价,形成完整的中试量产报告	中试量产报告	M4 产品确认 评审
中试代表	根据中试策划方案,跟踪中试生产过程,形成产品生产策划控制表,其内容包括且不限于生产设备、生产过程、采购过程、标示标贴等的控制确认	产品生产策划控制表	
临床代表、项目经理	产品临床经理及临床监察员跟踪产品临床实际开展情况,过程中发现的问题,及时向产品策划与研发人员汇报,及时解决临床问题 产品临床试验报告作为产品确认报告的组成部分,需要得到产品团队的评审确认	产品临床试验报告	
项目经理、项目团队	项目经理根据研发过程风险跟踪,依据风险管理方案,整理第二版产品风险管理报告 产品风险管理报告作为产品确认报告的组成部分,需要得到产品研发、生产、物料供应采购部门的评审确认	产品风险管理报告	

续表

任务负责	任务描述	输出	评审级别
项目经理、项目团队、产品策划代表	根据中试量产报告、产品临床试验报告、产品生产策划控制表、产品风险管理报告等，对产品的功能、性能、生产能力、采购能力、产品化等进行问题总结确认，须包括遗留问题清单	产品确认报告	M4 产品确认评审

小贴士：一般情况下，企业在研发阶段选择临床样品对产品性能进行验证。

2.3.3.5 M5 持续改进阶段（项目结项阶段）

M5 持续改进阶段（项目结项阶段）的任务与角色定义参见表 1.2.7。

表 1.2.7 M5 持续改进阶段任务与角色定义

任务负责	任务描述	输出	评审级别
项目经理、研发代表、工艺主管、生产主管	根据上市方案及后续产品批量（未来一年），评估生产、供应链、研发设计更改存在的前瞻性问题	产品量产评估报告	M5 结项评审
产品策划、市场经理	产品策划收集市场、销售反馈的产品上市信息，以及竞争对手数据，展开产品数据分析评估 市场经理提供市场评估报告，需要包含渠道经销商和终端客户两个层面的评估，明确产品性价比、用户反馈的内容 产品策划根据产品评估，给出下一步产品工作安排及产品路标策略，并在公司备案	上市产品市场评估报告	
项目经理	总结项目周期，从项目计划进度、资源、配置、费用、沟通、采购、风险及项目薄弱环节等角度展开项目总结	项目结项总结报告	

小贴士：以上 M1 至 M5 阶段，各阶段应输出相应的产品报告，但实际产品设计开发过程中并不仅限于以上报告。

2.3.4 产品生命周期管理

产品生命周期管理阶段的任务与角色定义参见表 1.2.8。

表 1.2.8 产品生命周期管理阶段任务与角色定义

任务负责	任务描述	输出
项目管理部、研发代表、项目经理	产品管理部组织评估市场、研发、生产、客户等渠道反馈的需求及故障；确定更改实施计划及优先级；研发代表、项目经理与团队展开设计更改活动，发布产品设计更改通知单（ECR）或产品设计更改（TCN）	产品设计更改通知单、产品设计更改
市场代表、客服代表	采集一线市场需求及经销商、终端客户需求，反馈给总部；周期性参加产品管理会议，确定产品动作	产品需求与问题反馈单-月度、市场紧急问题反馈单-即时
产品策划、市场代表	跟踪收集产品需求信息，分析市场需求；评估竞争对手策略；策划新产品立项	产品竞争分析报告、新产品开发建议书
研发主管、团队	各种产品设计更改与技术优化活动；研发效率平台建设，提升产品研发效率	产品研发平台建设

2.4 产品技术路线

技术路线是对要达到研究目标准备采取的技术手段、具体步骤及解决关键性问题的方法等在内的研究途径。技术路线在叙述研究过程的基础上，采用流程图的方法来说明，具有一目了然的效果。技术路线强调以研发项目为主线，完成项目研究内容的流程、顺序及各项研究内容间的内在联系和步骤。合理的技术路线可保证顺利实现既定目标。技术路线是进行研究的具体操作步骤，应尽可能详尽，每一步骤的关键点要阐述清楚并具有可操作性。

2.4.1 设备开发技术路线举例

化学发光免疫分析系统按照分离技术可分为磁珠分离和塑料孔板两种；按照发光方法可分为酶促发光、化学发光和电化学发光三种。

酶促发光免疫分析：是以化学发光剂作为酶反应底物的酶标记免疫测定。经过酶和发光两级放大，具有很高的灵敏度。以过氧化物酶为标记酶，以鲁米诺为发光底物，并加入发光增强剂以提高敏感度和发光稳定性。应用的标记酶也可以为碱性磷酸酶，发光底物为磷酸酯，固相载体为磁性微粒。

化学发光免疫分析：是用化学发光剂直接标记抗原或抗体的一类免疫测定方法。吖啶酯是较为理想的发光底物，在碱性环境中即可被过氧化氢氧化而发光。鲁米诺类和吖啶酯类发光剂等均是常用的标记发光剂。

电化学发光免疫分析：是一种在电极表面由电化学引发的特异性发光反应，

包括电化学和化学发光两个部分。分析中应用的标记物为电化学发光的底物三联吡啶钌或其衍生物 N-羟基琥珀酰胺酯，可通过化学反应与抗体或不同化学结构的抗原分子结合，制成标记的抗体或抗原。

根据以上分类情况，在研发初期，不同企业可根据实际情况选择不同的技术路线。

2.4.2　试剂开发技术路线举例：肠道病毒（EV）核酸检测试剂盒

以目前临床普遍使用的咽拭子、粪便、疱疹液作为检测标本，以目前临床常用的荧光 PCR 仪为主要适用机型，以临床长期使用、性能优良的同类产品作为对照试剂，通过设计引物探针，建立内外对照，实施防污染措施，开发出比市面主流产品更加优良的高灵敏、高特异性诊断试剂盒。研发流程如下：

（1）核酸提取试剂的开发：开发出适合提取 EV 核酸的磁珠法提取试剂。

（2）引物探针的设计：根据美国国家生物技术信息中心（NCBI）网站 GenBank 数据库中已有的 EV 基因序列，应用 SegMan 等软件分析比对序列，找出各基因型都保守的区段，应用 Primer Express、Primer5.0 等软件辅助设计覆盖所有基因亚型的 EV 特异性引物探针。

（3）内对照（内标）的设计：根据目标序列设计合适的内标，在保证内标监测作用的同时不影响 EV 目标基因的扩增。

2.5　指标制定

产品技术要求及指标制定直接影响产品的安全性和有效性，是整个产业发展的核心问题。因此，要使整个行业健康、稳定有序地向前发展，就必须适应市场需求，加强产品质量管理，从战略层面关注产品技术要求，制定产品指标。进一步加快产品技术指标标准化进程，使整个行业走上标准化规范的道路，赶上世界先进水平，为发展我国医疗保健事业做出贡献。

在起草、制定产品技术要求时，要以市场为导向，以用户需要为主导，把握同类产品发展的动向，结合产品技术要求制定的前期市场调查与法规标准收集工作，来确定产品功能和技术要求。技术要求要客观地反映产品的特点，直接表达用户、消费者对产品性能的需求。

产品技术要求的制定过程应尽量与产品的设计研发过程结合在一起，在产品研发设计过程中，需要同时或提前开始产品技术要求制定的工作。对相应的国内外相关技术资料进行收集，对市场需求进行分析，对现行的国际标准、国家标准及法规进行整理，为产品技术要求制定做好初步准备，并以此作为产品设计的指导内容。

医疗器械产品技术要求的依据主要来源于以下几个方面：

（1）产品设计研发过程中确定的技术参数和功能。

（2）相应的法规、国际标准、国家标准及行业标准中适用的内容。

（3）强制性安全标准中适用的要求。

（4）行业共识、团体标准或已上市同类产品的技术要求等文件中的部分适用内容。

产品的技术参数与性能部分技术指标的确定应该与产品的研发过程结合在一起，依据市场的导向及定位，依据研发过程中的技术与科研水平来制定，确实做到科学合理，不能片面追求高指标，否则会加大生产成本，降低企业所得利润。

产品技术要求是企业科技创新的结晶，技术要求的性能指标必须以大量的成熟实验技术、生产实践经验、检测手段和大量的调查研究数据为基础和依据。各项指标的确立应源于长期、全面、准确的检测数据和科学的检测方法，以及对产品技术发展方向的准确预测。科学合理的技术指标才能使标准符合市场需要及产生利润最大化。

鉴于体外诊断试剂在产品管理类别、检测原理等方面的不同，对于定性产品的性能指标应包括但不限于：测量正确度、检出限、阴性符合率和阳性符合率、精密度、稳定性等指标；定量产品的性能指标应包括但不限于：测量精密度、检出限、线性、干扰、分析特异性和稳定性等指标。体外诊断仪器性能指标应包括但不限于：温度的稳定性和均匀性、吸光度的稳定性和重复性、携带污染率、加样的准确性和重复性、检验项目的精密度等。

另外，还要包括环境试验、电气安全性和电磁兼容性等指标。

具体的体外诊断试剂和仪器产品的性能指标参见后文内容。

2.6　医疗器械说明书和标签

请参阅 2014 年公布的《医疗器械说明书和标签管理规定》（国家食品药品监督管理总局令第 6 号）编制产品的说明书和标签。

医疗器械说明书是指由医疗器械注册者或者备案者制作，随产品提供给用户，涵盖该产品安全有效的基本信息，用以指导正确安装、调试、操作、使用、维护和保养的技术文件。

医疗器械标签是指在医疗器械或者其包装上附有的用于识别产品特征和标明

安全警示等信息的文字说明及图形、符号。

体外诊断产品应按照《医疗器械说明书和标签管理规定》严格执行。在管理规定中第十条规定医疗器械说明书应当包括生产日期、使用期限或者失效日期。

> **小贴士**：最终产品是指完成了全部生产工序的产品。成品检验是必要的生产工序，一批成品经过检验（一天或数天），签发合格证后才能称其为最终产品；不经过检验只能是成品，而不是产品。

2.7 原材料采购

2.7.1 原材料采购规程、供应商评价规程

请参阅《医疗器械生产企业供应商审核指南》（国家食品药品监督管理总局2015年第1号通告）执行。

医疗器械生产企业应当按照《医疗器械生产质量管理规范》的要求，建立供应商审核制度，对供应商进行审核和评价，确保所采购物品满足其产品生产的质量要求。

> **小贴士**：诊断试剂的关键原材料在注册审批过程中及批准后企业不能随意变更。如果Ⅲ类体外诊断试剂的主要原材料发生变化，需要重新按照新产品注册；如果Ⅲ类体外诊断试剂的主要原材料供应商发生变化，需要进行许可事项变更（重新进行临床试验）。所以在研发过程中，对选定的关键原材料供应商要进行重点评估，除需要满足产品要求外还要确认其是否有长期稳定的供货能力。

2.7.2 体外诊断试剂原材料举例

不同的体外诊断试剂，其原材料不一样，可参照下文考虑相关的原材料。

（1）核酸类检测试剂（包括核酸扩增试剂、测序试剂、PCR杂交试剂、荧光原位杂交试剂等）主要原材料包括引物、探针、各种酶及脱氧三磷酸核苷（dNTP）。

（2）免疫类检测试剂（包括酶联免疫吸附法、化学发光法、时间分辨荧光法、胶体金法等所用的检测试剂）主要原材料包括各种天然抗原、重组抗原、单（多）克隆抗体及多肽类生物原料、标记用酶、固相载体（酶标板、微孔板、磁珠）、硝酸纤维素膜等。

（3）抗体类检测试剂（如流式细胞仪配套用检测试剂、免疫组化类试剂、血型正定型类试剂等）主要原材料包括抗体、标记荧光素、酶标记的第二抗体、缓冲液等。

（4）血型及组织配型相关检测试剂（包括血型反定型试剂、不规则抗体筛查试剂、凝聚胺试剂等）主要原材料包括红细胞、抗体、凝胶、玻璃珠、缓冲液等。

（5）检测血清、检测菌液类试剂主要原材料包括菌种、动物、培养基。菌种应有明确的来源和菌种号。

2.8 设计开发输入

产品的设计开发输入决定了最终产品，设计开发输入指明产品研发的方向。在后续的研发过程中通过评审来确保设计开发输入是充分的和适宜的。

体外诊断产品设计开发输入举例参见表 1.2.9。

表 1.2.9 设计开发输入举例

产品名称	黄体生成素检测试剂（胶体金免疫层析法）
适用技术标准	GB/T 18990 黄体生成素检测试剂（胶体金免疫层析法）
适用法律、法规	相关法规参见附件 1 技术指导原则：黄体生成素检测试剂（胶体金免疫层析法）
产品适用范围	通过定性或半定量检测女性尿液中黄体生成素的水平，以预测排卵时间，用于指导育龄女性选择最佳受孕时机或指导安全期避孕
产品性能要求	定性产品：临界值，分析特异性（交叉反应和干扰物质）、阳性/阴性参考品、钩状效应、重复性、批间差、人抗鼠抗体（HAMA）效应、校准品溯源及质控品赋值（如涉及）阳性判断值确定、稳定性 半定量产品：准确度、检出限、重复性、批间差、特异性和效应、校准品溯源及质控品赋值（如涉及）、参考区间、稳定性
其他要求	现有基础设施、研发设备及人员满足设计和开发需要

> **小贴士**：产品最终名称与研发过程中的项目名称之间在设计开发过程中应保证有书面的联系，避免在产品注册时提交的资料中产品名称不一致造成不必要的误解。

2.9 设计开发输出与评审

产品设计开发输出要满足设计开发输入的要求，应包括以下内容：采购、生产和服务提供的适当信息；产品接受准则；产品特征。下文将举例说明体外诊断试剂和仪器的设计开发输出。

2.9.1　试剂设计开发输出举例

产品设计开发输出文件包括：市场可行性报告、技术可行性报告、立项申请书、小试方案、产品需求规格书、风险管理方案、小试报告、中试策划方案、产品技术要求、中试评价报告、产品临床确认方案、产品确认报告、中试量产评估报告、产品上市市场评估报告、产品结项报告。

2.9.2　设备设计开发输出举例

产品设计开发输出文件包括：市场可行性报告、技术可行性报告、立项申请报告、结构图纸、电路图纸、程序及设计说明、光路图纸、液路气流图纸、模块测试报告、整机测试报告、软件测试报告、功能样机评审、生产工艺文件、试生产评审报告、注册检测报告、产品临床方案。

2.10　产品验证和评价

2.10.1　试剂的验证和评价

2.10.1.1　主要原/辅材料验证

对于项目主要原/辅材料，项目负责人应制定相应的质量标准和检验方法，并制定主要原/辅料验证方案。由相关部门执行验证方案，验证部门提供验证报告及相关评审结果。

2.10.1.2　采购控制及验证

主要原/辅材料在正式投产前应至少连续采购两批次，采购部为此项责任人。原/辅材料由采购部依据采购标准进行采购，由采购部依据采购的控制程序中供应商评审的要求对原/辅料供方进行评价。由项目负责人对采购到货周期、原材料的性能进行评价，并提供采购验证报告和相关评审结果。

2.10.1.3　工艺验证

项目负责人根据项目要求建立各种生产工艺文件，生产部依据工艺文件进行产品生产。工艺验证程序：由生产部依据工艺文件生产三批产品后，质量管理部对三批产品分别取样，依据质检规程对产品的主要性能进行检验，三批均为合格产品。生产部门应提供生产工艺验证报告和相关评审结果。

2.10.1.4　分析性能验证

项目负责人根据项目要求建立试剂不同生产阶段的质量标准和检验方法。质量管理部依据检验方法对产品进行检验。验证程序为：由生产部依据工艺文件生产三批产品，质量管理部对三批产品分别取样，依据质检规程对产品的主要性能进行检验，三批均为合格产品。质检部门应提供分析性能验证报告和相关评审结果。

> **小贴士**：体外诊断试剂主要性能依据《临床化学体外诊断试剂（盒）通用技术要求》制定，性能验证需对主要性能如外观、准确度、重复性、精密度、线性、分析灵敏度等进行验证。

2.10.1.5　稳定性验证

应对试剂的贮存稳定性和开瓶稳定性（如有）及定标稳定性（如有）进行验证。项目负责人应制定验证方案，质检或工艺部门应根据验证方案实施验证。验证所用试剂应是试生产的产品。验证部门应提供稳定性验证报告和相关评审结果。

2.10.1.6　临床验证

请参阅国家食品药品监督管理总局 2015 年发布的《医疗器械临床评价技术指导原则》，开展相关医疗器械产品的临床验证工作。另外，在设计临床试验时，可以参考《医疗器械临床试验设计指导原则》。在开展临床试验时，应该符合《医疗器械临床试验质量管理规范》（GCP）的要求。另外，国家药品监督管理局于 2018 年发布了《关于公布新修订免于进行临床试验医疗器械目录的通告》，企业可以参考这个豁免目录的产品清单。

如果产品属于豁免目录清单中的医疗器械产品，则可以提交申报产品相关信息与目录所述内容的对比资料，以及该产品与目录中已获准境内注册医疗器械的对比说明。

如果产品属于豁免目录清单中的体外诊断试剂产品，则按照《免于临床试验的体外诊断试剂临床评价资料基本要求》的内容提供相关资料。

2.10.2 设备的验证和评价

临床检验设备的测试验证包括硬件测试和软件测试。硬件测试包括模块测试和整机测试，模块测试根据仪器设计需求，把相关功能的若干零部件组成的功能模块进行单独的功能和性能测试，以确保各个功能模块性能和功能满足设计需求；整机测试指各个功能模块组合成完整仪器后进行整体性能的测试，包括仪器应用功能和性能、仪器的电气安全性能、环境适应性、电磁兼容性能等。软件测试的目的是保证软件满足需求规格说明和稳定性，软件测试主要包括功能测试、界面测试、容错测试、接口测试、性能测试、负载测试、稳定性测试和结构测试等内容。

测试的实施：

（1）项目组内部成立测试小组，从研发实施阶段开始介入测试。开发过程中对仪器的组成模块或软件功能模块进行测试；样机制作完成，对整机（包含硬件和软件）功能和性能进行测试。

（2）公司内部跨部门测试。测试样机制作完成后，提交到相关部门，如试剂研发部门、质量部门或技术支持部门等进行性能评估，以保障样机满足检测的需求，功能符合市场的预期等。

（3）可委托有资质的第三方机构进行检测，如电气安全性能、环境实验、电磁兼容性实验等。

（4）用户测试。产品上市前提交用户试用，评估仪器或系统的设计是否满足用户预期。

（5）临床评价。应当依照现行法规的规定进行临床试验验证，提供医疗器械临床评价资料，并按照 GCP 的要求进行不良事件报告。

2.11 风险管理概述

2.11.1 风险管理过程

体外诊断产品研发项目风险管理是指项目主体（或团队）通过风险识别、风险分析、风险评估等活动，结合多种管理方法和技术手段对体外诊断产品研发项目所涉及的风险进行规划和监控，从而可以有效地应对或规避项目风险，提高体外诊断产品研发项目的成功率。

针对体外诊断产品研发项目的风险包括市场风险、决策风险、管理风险、技术风险、生产风险和人员风险等。由于体外诊断产品具有种类繁多、检测方法复杂多样、涉及多个学科及发展更新迅速等其他医疗器械项目所不具备的特点，因此从体外诊断产品研发项目立项开始到随后的设计开发实验、生产、质控、临床、销售直至停产的整个项目生命周期都需要引入风险管理。

体外诊断产品研发项目风险管理是一个循环反馈的过程，为了获得更好的风险管理效果，项目主体应在项目生命周期的早期开始实施风险管理。同时，项目主体应根据各阶段的风险情况和变化调整风险应对策略与措施，以求实现动态的风险管理并实施最优的风险控制措施。

体外诊断产品项目中的风险管理一般过程包括：

（1）风险识别：在收集资料和调查研究后，通过各种方法对项目风险进行系统归类和全面识别。之后列出风险因素清单，并按照风险类别、等级绘制总体风险图。

（2）风险分析与评估：采集与所要分析的风险相关的各种数据，结合风险识别结果对风险进行量化分析，再对风险的严重度和可能性进行评估。

（3）风险控制：明确风险接受标准，对项目的性能、使用及过程等方面实施风险控制措施，并对剩余风险的接受性进行判定。

2.11.2　管理职责

体外诊断研发项目的风险管理涉及多个部门，需要不同部门间的协作。项目立项时由项目主体组织建立风险管理组织，由该组织明确各部门的职责，定期召开会议反馈风险信息。

在体外诊断研发项目的风险管理活动中，主要负责的有研发部门、生产部门和质控部门。研发部门主要负责选题、立项、产品设计及技术指标的确定；生产部门负责在要求时间内配合完成生产试验，协助进行产品规模生产，并解决生产过程中的实际问题；质控部门负责修订生产过程中质控文件，同时负责组织项目的内审和外审。除此以外，项目管理部、采购部、市场部、财务部等也要不同程度地配合风险管理工作。项目管理部负责根据国家、行业标准评估项目并组织申报；采购部负责原材料的数量和质量满足要求；市场部需要提供项目的市场调研、产品的市场宣传及销售反馈；财务部负责项目的预算控制、财务核算等。

在风险管理组中，无论是主要部门还是配合部门都要保持完善畅通的沟通流程和明确的职责要求。

2.11.3 人员资格

执行风险管理任务的人员，应具有与赋予他们的任务相适应的知识、经验和权责。适当时，应包括特定医疗器械（或类似医疗器械）及其使用的知识和经验、有关的技术或风险管理技术，应保持适当的资格鉴定记录。

注：风险管理任务可以由几种职能的代表执行，每个代表贡献其专业知识。

2.12 风险管理计划

体外诊断产品研发项目旨在提供用于疾病诊断的创新型方式方法，在其从立项、研发、生产、上市销售直至技术更新的整个生命周期都需要进行可行有效的风险管理。在对各阶段风险归类、分析、控制的基础上，制订体外诊断产品研发项目的风险管理计划，为项目的风险管理提供重要保障。

2.12.1 体外诊断产品研发项目中的风险类型

体外诊断产品研发项目有预期的高创新性，在技术、标准等多方面领先于市场，因此而产生的多种风险非项目管理人员全部可以控制。在项目风险管理计划中要对可控风险和非可控风险加以区分归类，如表 1.2.10。

表 1.2.10　风险类型及其策略

	风险类型	风险内容	应对方式	风险策略
非可控风险	政策风险	国家法律法规的变动调整	风险规避	密切关注相关法律法规，加强与主管部门的沟通交流，积极参与行业标准制定等
	法律风险	法律上的权责界定、专利技术的保护	风险规避 风险转移	加强专利保护建设，建设专业的法规部门
可控风险	决策风险	调研结果与实际不符	风险降低	加强前期调查工作，使用科学的决策方法，引入第三方调研机构
	技术风险	技术失败或不成熟	风险降低 风险接受	选择合适的技术项目，定期进行技术研讨，与企业、机构合作开发，加大研发投入等
	管理风险	项目管理不科学，未能执行计划，资源分配不到位	风险降低 风险接受	设立项目管理部门，严格执行项目计划，合理分配使用资源等
	市场风险	市场竞争加剧，市场需求下降	风险降低 风险接受	加强市场调研工作并实时监控市场动态，准确定位，提升市场营销能力等

续表

	风险类型	风险内容	应对方式	风险策略
可控风险	质量风险	原料质量不稳定，产品质量不稳定	风险降低 风险接受	加强供应商筛选，加强质监部门的职责，优化生产流程等
	违规风险	未及时跟踪、了解、执行法规及标准等	风险降低	建立或指定法规负责部门、加强学习和培训
	人员风险	技术人员的能力、素质及稳定性	风险降低 风险接受	提升人力资源水平，提高科研技术人员的待遇，加强与高校合作等

2.12.2　体外诊断产品研发项目不同阶段的风险分析

体外诊断产品研发项目是一个复杂、动态、创新的大型项目，涉及企业外多个组织、企业内多个部门和岗位。因此在项目的不同阶段，应针对涉及各种组织部门的不同风险类别进行具体的风险识别和制订应对计划，并建立计划表，如表1.2.11中关于立项阶段风险的分析。

表 1.2.11　立项风险分析

序号	风险识别		风险应对	
	风险类别	风险因素	应对方法	应对策略
1	决策风险 市场风险	市场调研不充分 信息收集不完善 市场分析不准确 产品定位出现偏差	风险降低	运用科学技术手段充分调研市场需求 选择优质调研机构辅助分析市场 加强营销团队与市场交流，及时反馈市场信息
2	人力资源风险	技术人员水平不高 技术人员流动较大	风险降低 风险接受	持续考核技术人员的技术水平能力 加强与高校人才合作 提高技术人员待遇，加强企业文化建设

对体外诊断产品研发项目立项阶段、研发实验阶段、试生产阶段、临床阶段、注册阶段、上市销售阶段及技术更新阶段的风险依次识别、分析，建立并完善风险应对方案。体外诊断产品研发项目风险管理中针对不同阶段的不同类型和不同级别的风险，需要采用不同的风险管理计划，需要分析、评估的侧重点也不尽相同。对于早期阶段的项目，技术风险和决策风险是需要着重评估的；对于中试和临床前阶段，项目的生产风险、质量风险等是关键；在上市阶段时，营销风险、供应链风险等需要重点考察。风险管理人员应根据风险管理计划，在项目的全周期内控制管理风险，确保项目风险在可接受的范围内。

2.12.3 体外诊断产品研发项目风险管理计划

体外诊断产品研发项目风险管理计划需要包含项目风险识别、项目风险评估和量化、项目风险应对、项目风险控制等内容，并需要明确各部门人员的权责。

2.13 环境与安全

详细的环境与安全要求请参照 ISO 13485、YY/T 1441-2016 等法规要求执行。

2.13.1 体外诊断产品安全性能

基本原则包括但不限于：

（1）产品应达到生产商预期的性能，同时产品的设计、制造和包装应适用于领域内适合定义范围内的一项或多项功能。

（2）在产品规定的寿命期内（按要求使用、维护的条件下），不应受到不良影响以致危及或损害患者的临床条件或安全性，危及或损害使用者与其他人员的安全健康。

（3）产品的设计、制造和包装方法应使其在运输和贮存时，性能和特性不受影响。

（4）对于产品所产生的预期性能，必须确定受益超过任何副作用。

（5）选择解决办法时可以按照以下顺序：

1）判断优于预期使用和可预见的无用所造成的危害和相关风险。

2）尽可能消除或降低产品设计和构造的风险。

3）在风险不能消除时，采取适当的保护措施并在必要时给予警告。

4）需要如实地将剩余风险通知相关人员。

2.13.2 化学、物理和生物学性质

（1）体外诊断产品研发项目立项时需要明确项目产出产品符合体外诊断产品安全性能基本原则，同时应特别注意：

1）材料的选择，应特别注意材料的毒性、易燃性。

2）根据预期目的，考虑材料与生物组织、细胞、体液的生物相容性。

3）适当时，材料的选择应考虑硬度、耐磨性和疲劳强度等属性。

（2）设计、生产和包装应尽可能减少污染物与残留物对运输、贮存、使用的人员和患者造成的风险，特别要注意与人体暴露组织接触的时间和频次。

（3）设计和生产，应保证产品在正常使用中如接触到其他的材料、物质和气体时，仍然能够安全使用。如果该器械用于给药，则该产品的设计和生产需要符合药品管理的有关规定，且正常使用不改变其产品性能。

（4）在包含一种必备物质时，需要对该物质的安全性、质量和有效性按照预期的用途予以验证。

（5）应将由产品滤出的物质带来的风险降至最低。

（6）充分考虑在应用环境下，尽可能减少由于从检测产品意外进入或流出的物质造成的风险。

2.13.3　产品结构设计与环境

（1）如果检测设备与其他设备一同使用，则需要保障整个组合的安全性，且不能影响各项设备的规定性能。若有相应限制则应添加声明。

（2）检测设备的设计与制造应尽可能将物理性质相关的风险降至最低，包括体积、压力、人体工程学特性等。同时应特别注意：

1）与合理可预见的环境条件有关的风险，如磁场、外部电效应、静电释放、压力、温度的变化。

2）与用于正常研究治疗或特定研究治疗中的其他设备产生的相互干扰风险。

3）由于使用的材料老化或失准，且无法维护校准而产生的风险。

2.13.4　对非专业用户使用风险的防护

体外诊断产品的设计和生产应考虑非专业用户所掌握的知识、技术和使用的环境，并提供足够的说明，便于用户理解和使用。

体外诊断产品的设计和生产应尽可能减少非专业用户操作错误和理解错误所致的风险。

体外诊断产品应尽可能设置可供非专业用户在使用过程中检查产品是否正常运行的程序。

2.14　其他要求

体外诊断产品是一种特殊的医疗器械产品，直接关系到医疗诊断的效率与治疗。我国体外诊断行业市场容量大，发展速度快。但由于行业起步较晚、技术较欧美国家相对落后，以及产品设计开发不规范、项目风险管理不到位等原因制约了我国体外诊断企业的发展，削弱了企业的国际竞争力。我国体外诊断企业不应局限于 YY/T 0316（等同于 ISO 14971）、YY/T 0287（等同于 ISO 13485）等医疗器械总体标准，需要针对实际情况研究制定符合体外诊断行业自身发展，提高国际竞争力的适合的、高效的体外诊断项目开发体系、管理方法及标准。

3

试剂的开发与验收

本章以一个免疫试剂产品的开发和验收过程为例加以阐述，本例产品已经通过产品的立项与决策，进入产品设计开发与验收阶段。

3.1　试剂的开发

项目负责人依据研发小试开发阶段（TR4）设计开发计划书进行标本调研、主要原材料研究、工艺及反应体系研究、性能研究、稳定性研究、溯源体系研究、内外包材研究等产品开发工作。

3.1.1　标本调研

项目负责人组织相关部门开展标本调研，标本调研涉及标本的可采集性，标本的稳定性，市场上常用的对比试剂和说明书，医院检验科医生对此项目的检测需求（可包括检测时间、标本类型、加样量）等。

小贴士：标本类型的选择，对于性能评估试验和后期注册临床试验方案设计非常重要。

3.1.2　原材料筛选

查找并筛选原材料供应商，并进行原材料研究。筛选和研究的基本原则：对研制、生产用各种主要原材料、辅料制定相应的质量标准，同时符合有关法规的要求，形成原/辅料清单及采购要求。

小贴士：应提供与产品质量最密切相关的原材料的选择与来源、制备过程、质量分析和质量标准等相关研究资料。若主要原材料为企业自己生产，其生产工艺必须相对稳定；如主要原材料来自市场（从其他单位购买），应提供的资料包括：对物料供应商审核的相关资料、购买合同（含价格）、供货方提供的质量标准、出厂检定报告，以及该原材料到货后的质量检验资料。确定原材料的质量控制方式后，输出主要原材料研究资料。

各主要原材料筛选之后供应商应相对固定，不得随意发生变更，如需变更，应执行设计变更程序。

产品注册后，主要原材料供应商发生变化时，需要重新进行临床试验，申请许可事项变更；主要原材料发生变化时，不能申请变更注册，需按照法规进行新产品注册。

3.1.3 工艺及反应体系、性能研究

产品的工艺及反应体系、性能测试研究应包括检测样品的要求、检出限、特异性、准确度、精密度、线性、可报告范围、干扰物质、参考值等方面，同时还应包括参考物质及质控物研究。

> **小贴士**：性能评估需要三批试剂的研究资料。
> 如果试剂适用于多个机型，需要在每个适用机型上进行三批试剂的研究。
> 可使用中试成品进行临床样品的测试与比对试验，测试结果可作为临床试验对照试剂/方法的选择依据。

3.1.4 稳定性研究

稳定性研究包括实时稳定性、开瓶稳定性、冻融稳定性（如适用）、运输稳定性、机载稳定性和样品稳定性等，可根据实际需要选择合理的稳定性研究方案，稳定性决定了产品的有效期。

> **小贴士**：实时稳定性，需要进行连续三批试剂在实际贮存条件下保存至有效期后的研究资料。

3.1.5 溯源体系研究

项目负责人组织相关部门进行参考物质溯源调研，参考物质溯源涉及项目可用国际、国内标准物，参考物质，参考测量程序等。

有关产品溯源性的标准可以参见 GB/T 21415-2008（ISO 17511）《体外诊断医疗器械–生物样品中量的测量–校准品和控制物质赋值的计量学溯源性》。

GB/T 21415-2008（ISO 17511）标准中规定了五种模式：

（1）具有一级参考测量程序和一级校准品、能在计量上溯源到国际单位（SI）的情况。

（2）具有国际约定参考测量程序（非一级）和国际约定校准品，不能在计量上溯源至 SI 的情况。

（3）具有国际约定参考测量程序（非一级），无国际约定校准品，不能在计量上溯源至 SI 的情况。

（4）具有国际约定标准品（非一级），但无国际约定参考测量程序，不能在计量上溯源至 SI 的情况。

（5）具有制造商选定测量程序，但既无国际约定参考测量程序，也无国际约定校准品，不能在计量上溯源至 SI 的情况。

制定产品性能评定所需的质控品、校准品、标准品相关要求，输出质控品/校准品/标准品溯源性研究资料。

> **小贴士**：如果没有公认的校准品和参考方法，可溯源到企业内部标准品。

3.2　产品评审

3.2.1　部门内审

项目负责人整理研发小试阶段相关技术文件，由部门组织内部评审，输出的评审记录由部门主管审核通过后可归档至相关研发部门。

相关负责人负责试剂研发试样产品的溯源，为试剂研发试样的产品提供参考品、工作校准品、产品校准品、质控品，并整理主要原材料研究资料、工艺及反应体系研究资料、质控品/校准品/标准品溯源体系研究资料等，由研发部组织相关部门参与评审，输出的评审记录由部门主管审核后可归档至相关研发部门。

3.2.2　评审组评审

部门内审通过后，项目负责人整理物料清单（BOM 清单）、物料技术标准、试样记录、研发小试阶段性能评估方案和报告、内包材研究资料（适用时编制）、外包材研究资料（适用时编制）、产品说明书、产品技术要求、产品包装标签样稿等，提交至评审组。

研发中心负责组织召开研发小试评审会议，并完成会议记录的编制、归档，评审组负责评审决议及文件的批准，相关人员负责评审记录的编制及归档，项目组根据评审结果判断该项目是否可以进入下一阶段。

> **小贴士：**项目组须在研发小试适当的时候向采购部提出新增供应商评审的需求，确保在产品转生产之前完成供应商评审，确保进入中试生产和正式生产的供应商均为合格供应商。

产品开发及评审过程参见图 1.3.1。

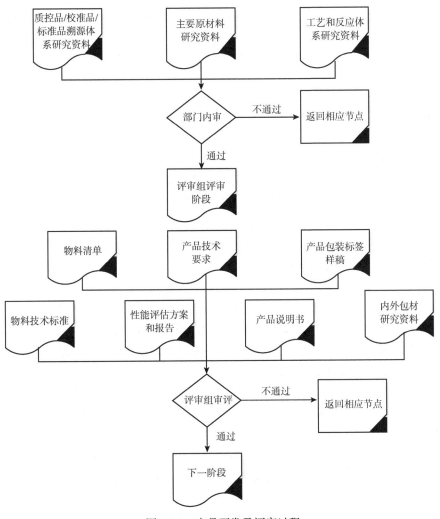

图 1.3.1　产品开发及评审过程

3.3 产品试制验证

项目组在研发小试评审通过后进入研发试制阶段，项目负责人编制研发试制阶段设计开发计划表，由相关负责人进行审核并批准。

3.3.1 工艺研究

项目组进行本阶段工艺放大研究，并按要求整理工艺及反应体系研究资料，在后续的研制过程中不断对其完善和修订。项目组完成技术文件初稿的编制，包括物料清单（BOM 清单）、物料技术标准、工艺操作规程、工艺流程图等。

> **小贴士**：关键工序需要定期验证，特殊工序需要确认。

3.3.2 产品试制

项目组按工艺操作规程进行研发试制，至少连续三批，需自检合格，形成相应的试制记录和试制自检记录。在研发试制的实践过程中对工艺操作规程不断完善和修订，由部门组织内部评审，输出相应的评审记录由部门主管审核后，提交研发中心负责人批准，批准后的文档可归档至相关研发部门。

3.3.3 产品试制验证

项目组填写验证申请单，并负责编写项目相关验证方案，提交至质量中心，经质量中心负责人审核通过后，提交研发试制请检单至质量部门，质量部门依据验证方案对项目进行验证。验证应包括产品的全性能验证，如检测限、检测范围、准确度、精密度、干扰实验等性能验证。

验证结束后，由质量部门出具相关验证结果及问题清单。若项目未通过质量部门验证，那么应针对验证小组提出的问题和建议进行整改，必要时进行设计开发需求变更；若项目通过质量部门验证，编制物料验收标准化操作流程（SOP）文件、成品/半成品检验 SOP 文件，由项目负责人编制验证报告，经部门主管、研发中心负责人、质量部门审核并批准后，文件可归档至相关部门。

3.3.4　产品试制评审

研发中心负责组织召开研发试制评审会议，并完成会议记录的编制、归档，评审组负责评审决议及文件的批准，研发试制评审记录的编制及归档，项目组根据评审结果判断该项目是否可以进入下一阶段。

评审结束后，项目组需完善技术文件编制，包括工艺及反应体系研究资料、物料清单（BOM 清单）、物料技术标准、工艺操作规程、工艺流程图等，由部门组织内部评审，输出相应的评审记录及相关文件由部门主管审核后，提交质量部门主管批准受控，批准后的文件可归档至相关部门及注册部门。

产品试制开发及验证流程参见图 1.3.2。

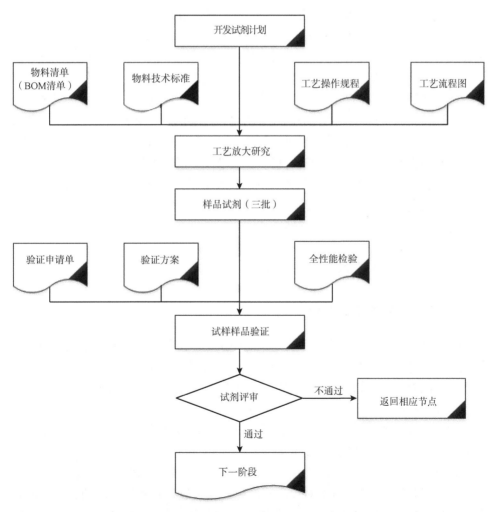

图 1.3.2　产品试制开发及验证流程

小贴士：研发试制的每批次生产量由各试剂研发部门根据项目自检用量、质检用量、留样量、考察稳定性用量、验证用量等自行确定。

项目组须在设计开发的全过程进行风险分析，不断完善产品风险分析、风险评价、风险控制措施及剩余风险评价记录表。

3.4　产品的验收

3.4.1　中试生产

当产品研发的实验室工艺完成后，即工艺路线经评审确定后，一般都需要经过一个在小型实验规模基础上放大 50～100 倍的中试放大，以便进一步研究在一定规模装置中各步反应条件的变化规律，并解决实验室阶段未能解决或尚未发现的问题。

中试是从实验室小试到工业化生产必经的过渡环节，确保按操作规程能始终生产出预定质量标准的产品。在小试成熟后进行中试，研究工业化可行工艺，为工业化设计提供依据。所以，中试放大的目的是验证、复审和完善实验室工艺所研究确定的生产工艺路线是否成熟、合理，主要经济技术指标是否接近生产要求，研究选定的工业化生产设备结构、材质、安装和车间布置等，为正式生产提供最佳物料量和物料消耗等数据。总之，中试放大要证明各个单元的工艺条件和操作过程，在使用规定的原材料的情况下，在模型设备上能生产出预定质量指标的产品，且具有良好的重现性和可靠性。

3.4.2　中试性能验证和确认

3.4.2.1　中试阶段验证

（1）中试生产准备工作：项目组编制中试生产阶段设计开发计划表，由部门相关负责人进行审核并批准。由试剂研发项目组提出试剂中试生产验证申请、验证方案及风险管理计划，由研发部门、质量部门、生产部门负责人审批后，方可进行试剂中试生产验证及其生产风险评估。

（2）确认准备：试剂研发项目组填写中试生产申请单，核对内容，经采购、物流、生产等主管领导批准后，进入试生产阶段。

1）试剂研发项目组负责试生产项目的工艺文件编写、确认与受控。

2）试剂研发项目组负责对该项目的生产人员进行针对性的培训，培训内容包括试生产项目相关的各类 SOP 文件、标准化管理流程（SMP）文件、设备使用等，洁净车间相关规定由生产部体系负责人对其进行培训。

3）质量保证人员确保有关该项目的各类 SOP 文件齐全；洁净车间满足该产品的工艺要求，相关物料准备齐全，三废（废液、废气和废料）问题已有处理方案；已提出安全生产的要求，已制定操作规程和安全规程，相关设备配置到位且能正常运行，相关人员培训合格等。

> **小贴士：**相关生产物料如有特殊清洁要求，需要单独进行验证和培训。

3.4.2.2　生产阶段

生产人员根据该产品生产工艺流程图及相关 SOP 文件逐步操作，进行试剂中试连续三批试生产，并及时填写设备使用记录、操作相关记录及洁净车间相关记录等。

质量保证人员对生产过程进行监控、对相关中间品进行抽样，经质检合格后，方能进入下一道工序。

将合格的中间品分装成半成品，然后将半成品组装成成品试剂盒。

试剂中试生产过程中，研发人员如发现可操作性差的工序，应及时进行调整并提供解决方案。应特别注意优化工序，简化操作，提高劳动生产率，从而最终确定生产工艺流程和操作规程。

设备管理人员对试剂试生产过程中仪器设备的使用情况进行实时监控，需校准的仪器设备确保在校准或检定有效期内，保留校准或检定记录。对于接触腐蚀性物料的设备材质的选择问题尤应注意。并对存在的风险进行评估，及时高效处理突发状况。

研发人员及生产相关人员根据风险管理计划对生产过程各环节、环境、设备及安全进行风险评估。

> **小贴士：**企业根据质量体系文件要求的中试流程或者拟定的中试生产方案明确中试生产工作的各个步骤、相关的过程及内容，明确各部门职责。如按研发部、生产部、质量部、采购部等部门进行分工，明确各端口负责人。

3.4.2.3　成品检验

中试生产完成后，质量部门试剂质量保证人员组织对成品进行检验，至少需对连续三批的成品进行性能评价，出具检验报告。分析性能评价的试验方法可以参考国内有关体外诊断试剂性能评估的指导原则或相关的美国临床实验室标准化协会批准指南（CLSI-EP）文件进行。

若成品检验合格，则初步认为生产工艺、设备、环境、人员等均能满足产品生产需要，可生产出合格的产品；若成品检验结果不合格，则由研发人员协同质检人员、生产人员一起对试剂中试生产过程中的每个环节逐一分析，对出现的问题进行讨论并给出解决方案，在下次试剂生产中进行验证，直至生产出合格的产品。

研发人员及质量部门试剂质量保证人员应对检验过程及安全等进行风险评估。

3.4.2.3.1　中试生产问题改进及文件修订归档

研发项目组与生产部就中试连续三批生产过程中出现的问题进行改进，并将工艺流程图、工艺操作 SOP、管理 SMP 及物料清单等文件进行修订、归档。

研发项目组、注册部门及市场部根据检验结果对产品说明书及产品技术要求进行预评价及修订，经审核后交由注册部门归档。

研发项目组编写综述资料，连同修订的稳定性研究报告、工艺及反应体系研究资料、主要原材料研究资料、分析性能评估报告、阳性判断值或者参考区间研究报告等交由注册部门审核、定稿。

> **小贴士：**保留中试三批产品验证的完整记录，以及三批产品生产过程中出现的偏差及处理意见，确保批记录符合医疗器械 GMP 可追溯性要求。中试生产的批次至少为连续生产的三批产品，不应采用时间间隔较长或者跳跃式的不连续生产的批次来完成中试生产工作。
>
> 如系无菌产品，还须体现器具、设备灭菌程序验证的验证报告；容器干热灭菌验证数据；生产人员无菌工作服的清洁、灭菌记录及无菌生产环境监控数据。

3.4.2.3.2　风险管理小结

研发项目组联合生产部、设备部、质量部门等对生产和检验过程中出现及可能出现的风险进行评估，并结合设计开发各阶段的风险控制出具风险管理报告。

3.4.2.3.3　中试生产评审

中试生产检验后，出具验证报告。

项目负责人及财务部主管负责整理项目在设计开发阶段所产生的费用，并对费用进行核算及分析，整理编制完成设计开发成本核算报告（注册费用成本核算除外），报告主要内容应包括设计开发总成本预算、设计开发总成本实际费用等内容。根据原材料、动力消耗和工时等，初步进行经济技术指标的核算，提出生产成本。

由研发部门组织中试生产评审，评审的内容至少应包括：

（1）产品性能符合产品技术要求和相关国家或行业标准、技术指导原则。

（2）生产工艺是否稳定，按此工艺生产能否得到质量均一、稳定的产品。

（3）有无需要改进的设备、生产条件和操作步骤。

（4）生产过程中有无需要增加的检测、控制项。

（5）物料采购是否满足生产需求。

（6）工艺文件是否齐全、完整。

（7）生产、检验等过程风险是否在允许范围内。

（8）生产成本是否控制在合理范围内。

（9）生产工人是否培训到位。

评审不合格者，转回研发部继续进行工艺改进研究。评审合格后，由质量部门出具质量信息传递单，该项目转生产部正式生产。

3.4.3 中试阶段验证流程

中试阶段验证流程参见图 1.3.3。

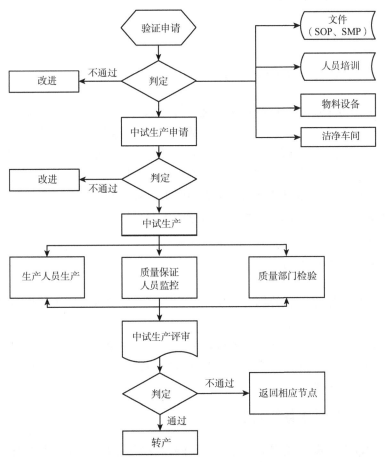

图 1.3.3 中试阶段验证流程

4

设备的开发、验收和转产

本章以一个免疫设备产品的开发和验证过程为例加以阐述。本例产品已经通过产品的立项和决策，进入产品设计开发及验证阶段。

4.1 设备的开发

4.1.1 产品方案阶段

4.1.1.1 总体方案设计输入

（1）总体方案制定：按照政策法规、行业标准、规范性文件的要求，项目负责人完成产品的总体方案设计，一般包括产品的设计要求（参见产品需求规格书的内容）、测试方法、测试原理、产品的结构组成、产品功能指标、产品性能指标、产品主要工作流程、各模块结构设计、产品成本预算等；若产品还要进入其他国家或者地区市场，则需要满足当地法规的要求，参见附录。

（2）总体方案的评审：相关人员对总体方案进行审核，提出修改的意见或建议，进而不断完善。

4.1.1.2 外形设计

（1）外形方案设计：根据各模块的结构组成、尺寸大小，大体确定产品外形的结构、规格及设计风格。

（2）外形方案评审：好的外形设计可以使产品在市场竞争中占优势，使产品的综合竞争力增强，降低生产成本，受到顾客的青睐。因此，外形评审是研发过程中不可缺少的一部分。

4.1.1.3 软件系统设计输入

（1）软件需求规格说明书：为了使软件开发者、用户、测试人员对软件的功能有清晰的了解，软件说明应尽可能详细，包括界面风格、用户需求、相关产品的需求说明，以及软件与整个系统的接口关系、运行环境、系统功能、安全要求等。

　　（2）体系结构设计说明书：主要说明软件各个部分组成及重要设计包的类型、系统运行情况。

　　（3）软件描述文档：在软件及网络安全相关的法规、标准和技术指导原则下编写。

4.1.1.4　硬件系统设计输入

　　（1）专利分析：根据各模块对侵权可能性、衍生专利、技术成果的专利性等问题进行分析，避免设计成果产生专利纠纷。

　　（2）硬件系统技术规格说明书制定：详细说明硬件系统的组成、系统研制的要求、主要的技术指标、硬件的需求分析、各模块布局结构、与计算机的接口设计等。

　　（3）技术规格说明书评审：相关人员对技术规格说明书进行审核，提出修改的意见或建议，进而不断地完善，评审通过后进入下一流程。

4.1.1.5　模块方案设计输入

　　（1）模块技术规格说明书制定：详细说明模块设计的结构、所需要的软件支持、实现功能、性能指标及需求的运行环境。

　　（2）模块设计方案：详细说明如何实现模块技术说明书指标。

　　（3）模块方案设计输入评审：相关人员对模块方案设计输入进行审核，提出修改的意见或建议，进而不断地完善，评审通过后进入下一流程。

4.1.2　产品原型机阶段

4.1.2.1　硬件系统详细设计及评审

　　（1）任务和目标：为了实现产品的功能和性能，确定产品的基本模块结构及每个模块的大致尺寸。

（2）运行环境要求：运行所依赖的软件，包括操作系统、接口软件及配置要求等。

（3）设计方法和工具：详细说明设计机械图纸、线路板、软件所使用的软件工具及其版本号。

（4）系统详细需求分析。

1）电气结构：所选择的控制元器件的数量及其参数，各模块间如何配合。

2）机械结构：根据电气元器件的大小设计配套的机械件及安装方式。

3）功能结构：设计和参数选择。

4）器件选型：可以根据元器件手册上的参数确定器件的型号；或者根据主流机型的设计，在实现同样功能的前提下，选择销量最大、货源充足的元器件。

5）绘制印刷线路板（PCB）：首先根据电路功能需要设计原理图，再根据原理图设计印刷线路板图。

6）硬件系统详细设计评审：相关人员对硬件系统详细设计进行审核，提出修改意见或建议，进而不断地完善，评审通过后进入下一流程。

4.1.2.2　软件系统详细设计及评审

（1）任务和目标研发概述：说明软件的主要业务需求、输入、输出、主要功能、性能指标、运行环境，明确软件研发所用的语言、工具和方法，其中工具描述支持软件（含开源软件）和应用软件（第三方软件）的名称、完整版本和供应商。同时明确研发人员的数量、研发时间、工作量和代码行总数；明确软件安全性级别（A级、B级、C级），并详述确定理由。

（2）人机交互界面设计。硬件拓扑：依据软件设计规范（SDS）提供物理拓扑图，图示并描述软件（或组成模块）、通用计算机、医疗器械硬件之间的物理连接关系。

（3）程序系统的体系结构图：通过结构图表示组成模块之间、组成模块与外部接口之间的关系，依据体系结构图描述组成模块（注明选装、模块版本）的功能、模块关系和外部接口。

用户界面关系图用于描述用户界面之间的关系，依据用户界面关系图（如不适用则为体系结构图）描述临床功能模块（注明选装、模块版本）的功能和模块关系。以一系列图表的形式列出系统内每个模块之间的关系。

（4）软件的核心算法：说明核心算法所采用的计算公式及具体的计算步骤。

（5）流程逻辑：以流程图的形式表明实现程序的逻辑流程。

（6）运行环境：明确软件运行所需的硬件配置、软件环境和网络条件。其中硬件配置包括处理器、存储器和外设器件，软件环境包括系统软件、支持软件和安全软件，网络条件包括网络架构（BS、CS）、网络类型（广域网、局域网、个域网）和带宽。

（7）接口：说明与本程序相关的上层模块、下层模块之间的接口关系。

（8）禁忌证：独立软件描述软件的禁忌证或使用限制，软件组件描述医疗器械产品的禁忌证或使用限制。进口医疗器械软件描述原产国情况。

（9）限制条件：指程序运行过程受到的限制条件。

（10）软件生命周期的设计：一般情况下，软件生命周期划分为五个阶段，即需求分析、设计、编码、测试和维护。为了描述软件生命周期各阶段的主要过程和活动及各阶段的输入和输出，并提供配置管理计划摘要和维护计划摘要，描述所用的工具和流程。常采用生命周期模型的方式进行说明，如图1.4.1所示。

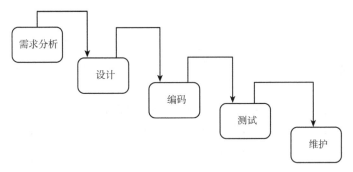

图 1.4.1　软件生命周期模型

软件命名规则举例：V #.XYZ.ABC（实际版本号为 V1.001.020）。

其中，V 为版本；#为版本号；XYZ 为功能变更次数；ABC 为修改次数。

版本信息变更规则说明：

1）软件运行环境发生变化后，须变更版本号。

2）同系列仪器的机型发生变化且程序也发生变化后，须变更版本号；如果程序未发生变化，可以不变更版本号。

3）软件功能发生变化或软件升级后，可以变更功能变更次数。

4）软件修改 bug 每完成一次回归测试或每完成一次软件升级后，可以变更修改次数。

5）对于已销售产品的版本号，若与上述版本信息变更原则有冲突，则可保持原来版本的命名规则；对于还未开始销售的产品，则按照上述的软件版本信息变更规则处理软件版本信息。

（11）验证与确认：描述软件系统测试和用户测试的计划与报告摘要，包括测试的条件、工具和方法，通过的准则和结果及研发各阶段的验证活动。

（12）缺陷管理：描述缺陷管理的工具和流程，明确软件的缺陷总数和剩余缺陷数，并证明全部已知剩余缺陷的风险均是可接受的。

小贴士：仪器的软件对于仪器的可靠性起到了至关重要的作用，在产品研发中应重视软件测试。软件测试主要从以下几个方面进行：功能测试、界面测试、容错测试、接口测试、性能测试、负载测试、稳定性测试、结构测试、安全测试、安装测试和文档测试。

4.1.2.3 设计工程化

设计工程化就是把一种设计计划、规划和设想通过实物的形式表达出来的活动过程。

（1）电气、光学模块设计。

1）由电气原理图制成印刷线路板：电气原理图主要是依据各元器件的电气性能进行合理的搭建，通过该图能够准确地反映印刷线路板的重要功能，以及各个部件之间的关系。

2）电气原理图设计完成后，再通过绘图软件对选择的各个元器件进行封装，以生成和实现元器件具有相同外观与尺寸的网格。再根据印刷线路板的大小放置各个元件，在放置元器件时需要确保各个元件的引线不交叉。

3）接线图的设计：先根据电气原理图绘制接线平面布置图，之后根据平面布置图确定电气元件的安放位置。

4）再根据设计图纸将线路板和其他元器件组装成模块。

（2）模块验证：根据各模块此阶段能够实现的功能及性能指标，设计工程师编制模块验证方案，测试工程师依据验证方案进行验证，验证后出具验证报告。

（3）电气、光学模块设计评审：相关人员对电气、光学模块设计进行审核，提出修改意见或建议，进而不断地完善，评审通过后进入下一流程。

（4）机械、液路模块设计。

1）首先根据设计确定元器件，之后对元器件按图纸进行加工或购买，再组装成实物。

2）根据设计图纸将元器件组装成模块。

（5）模块验证：根据各模块此阶段能够实现的功能及性能指标，设计工程师编制模块验证方案，测试工程师依据验证方案进行验证，验证后出具验证报告。

（6）机械、液路模块设计评审：相关人员对机械、液路模块设计进行审核，提出修改意见或建议，进而不断地完善，评审通过后进入下一流程。

（7）模块代码、模块物料清单：根据各模块最终采用的元器件生成 BOM 清单，形成元器件、模块的物料编码，以便统一管理。

4.1.2.4 制定采购标准并实施采购

（1）根据各元器件在整机中实现的功能、性能参数，合理制定原材料的采购标准。

（2）根据采购计划的要求实施原材料采购。

（3）采购的原材料按采购标准的要求进行检验，不合格的原材料依据采购合同的要求处理。

4.1.2.5 整机设计及验证

（1）整机装配：根据组装完的电气模块、光学模块、机械模块和液路模块，按图纸要求安装成整机。

（2）通电前的初调：整机通电前，先将各模块的相对位置按照图纸的要求再检查一遍，以免通电后发生碰撞、干涉。例如，检查仪器内部装配连线是否正确及布线是否合理，紧固件是否安装牢固，运动部件是否旋转灵活，等等。

（3）整机功能、性能验证：根据此阶段产品能够实现的功能及性能指标，设计工程师编制整机初步验证方案，测试工程师依据初步验证方案进行验证，验证后出具验证报告。

（4）电气安全性验证：根据法规及国家标准的要求，对整机的电气安全性进行验证。

（5）环境适应性验证：验证产品是否满足设计输入的环境要求，包括气候环境条件和机械环境条件。

（6）电磁兼容性（EMC）验证：根据法规及国家标准的要求，对整机的电磁兼容性进行验证。

> **小贴士**：上述实验对于没有实验设备的企业，可以委托有资质的单位进行验证。

（7）整机评审：相关人员对整机此阶段应实现的安全性、有效性进行审核，提出修改意见或建议，进而不断地完善，评审通过后进入下一流程。

4.1.3 产品定型机阶段

4.1.3.1 模块改进、模具开发

（1）模具工程师根据已定型的设计结构，完善模具。

（2）包装、标签的设计。

（3）包装箱及附件箱的设计。

（4）完善模块工艺文件。

（5）编制测试用例：测试工程师根据仪器各个模块的功能、性能，编制测试用例，将软件测试的行为转化成可管理的模式，同时也将测试工作量化。

（6）编制关键元器件清单。

（7）原材料入厂检验：检验工程师根据原材料实施检验。

（8）原材料检验工艺：制定原材料检验标准时首先要考虑原材料本身符合的标准（包括国家标准、行业标准等），其次要考虑原材料哪些性能指标对产品质量会产生影响，进而确定检验项目、判断标准及检验方法。如果前期考虑不周全，后期可以根据实际情况进行完善。

（9）半成品检验工艺：为了降低半成品加工过程中带来的风险，应该检验由原材料加工成的半成品，对于风险较低的半成品，可以按 GB/T 2828.1《计数抽样检验程序 第 1 部分 按接收质量限（AQL）检索的逐批检验抽样计划》或 GB/T 2828.2《计数抽样检验程序 第 2 部分 按极限质量（LQ）孤立批检验抽样方案》要求进行检验。

4.1.3.2　模块验证

（1）原材料采购：根据生成的 BOM 清单及进度计划，采购部门小批量采购原材料。

（2）制定模块验证方案：根据各模块实现的功能及性能指标，设计工程师完善模块验证方案。

（3）实施验证：根据制定的验证方案，测试工程师实施验证，并做好相关的记录。

（4）各模块评审：各领域相关专家对设计的产品进行评审。

（5）根据模块评审时各位专家提出的意见或建议，对各模块进行改进，同时对技术文件进行更新。

4.1.3.3　整机改进

（1）整机初检、调试和老化标准的制定。

（2）工艺文件的编制：根据整机初检、整机老化操作过程中积累的经验及设计的要求，编制整机初检、整机老化标准，用以指导生产。

（3）工装、检具的设计：设计工程师根据产品装配、检验的关键控制点，设计每个关键控制点所需要的工装和检具，同时附带工装、检具的验收标准及使用说明，如果涉及软件，应将代码统一进行归档。

4.1.3.4 整机验证

（1）制定整机验证方案：根据整机功能及性能指标，设计工程师完善整机验证方案，其中包括整机功能验证方案、整机性能验证方案、整机可靠性验证方案和整机型式验证方案。

（2）实施验证：根据制定的验证方案，测试工程师实施验证，并做好相关的记录。

（3）整机初检：检查整机安装紧固性、各独立元器件及模块的相对位置。

（4）整机老化：产品总装调试完毕后，按工艺文件规定的要求对整机实施一段时间（视产品不同而时间不同）的连续通电考验，目的是通过老化发现并剔除早期失效的电子元器件，提高电子设备工作可靠性及使用寿命，同时稳定整机参数，保证调试质量。一般情况下，在以下几个方面考虑整机加电老化：温度、循环周期、积累时间、测试次数和测试间隔时间等。

（5）整机调试：调试合格的模块组装成整机后，各模块间的配合也不可能都处在最佳状态而满足整机的技术指标，因此需要将各模块的相对位置、配合间隙调整至整机图纸要求的尺寸，使每个部件的关联工作处于最佳配合状态。

（6）整机性能检验：为了验证仪器是否能够达到行业标准或产品技术要求的性能指标，同时发现软件系统中是否存在性能瓶颈进而优化软件，因此整机性能检验是最关键的一个环节。按行业标准或产品技术要求对性能指标逐项进行检验。

（7）软件测试：可以根据需要编写不同的测试软件工具，进而对测试方案可能出现的问题进行分析和评估。

4.1.4 风险管理小结

研发项目组联合市场、客服、生产、质量等方面的负责人总结产品在研发、生产、检验过程中出现及可能出现的风险并进行评估，结合设计、开发各阶段的风险控制出具风险管理报告。

4.2 设备的验收

4.2.1 模块验证

4.2.1.1 设计改进

根据产品定型机阶段评审专家提出的意见和建议，首先对模块结构设计图纸进行更改。

4.2.1.2　原材料采购

根据产品定型机阶段的评审结果，对模块的结构进行最后的更改后，依据确定的 BOM 清单，采购部门采购试制阶段的原材料。

4.2.1.3　原材料检验

检验工程师根据更改后的 BOM 清单，对采购的原材料实施检验。

4.2.1.4　模块装配和调试

完成原材料的采购后，对模块进行装配和调试。

4.2.1.5　模块验证

首先根据更改后的设计结构，补充编制模块验证方案，再根据补充的验证方案，对各模块的功能、性能和可靠性进行验证。

4.2.2　整机验收

4.2.2.1　整机备料

模块验收合格后，准备连接各模块之间的线束，用于承载各模块的架体及仪器的外罩板。

4.2.2.2　整机调试

重点对更改后的设计结构进行调试，并随时更改调试工艺。

4.2.2.3　整机验证

（1）制定整机验证方案：针对更改后的设计结构补充整机验证方案。

（2）实施验证：根据制定好的验证方案，测试工程师实施验证，并做好相关的记录。

（3）临床适用性评价：医疗器械产品是以临床应用为目的的，所以在产品上市前需要对其设计是否满足临床要求进行分析和评价，临床评价过程中收集的临床性能和安全性数据（包括有利的和不利的数据）均应纳入分析。临床评价的深度和广度、需要的数据类型和数据量应与产品的设计特征、关键技术、适用范围和风险程度相适应，也应与非临床研究的水平和程度相适应。

临床评价应对产品的适用范围（如适用人群、适用部位、与人体接触方式、适应证、疾病的程度和阶段、使用要求、使用环境等）、使用方法、禁忌证、防范措施、警告等临床使用信息进行确认。

4.2.3 工艺完善

4.2.3.1 工时定额汇总表

根据试生产时积累的装、调及检验时间，合理制定工时定额表，可以使各工序间均衡生产，提高工时利用率，进而提高公司生产运营的盈利能力。

4.2.3.2 其他需要完善的内容

根据试生产过程中总结的经验及教训，完善原料、半成品检验工艺、模块装配、整机装配、老化、调试及检验工艺、安全性能检验工艺。

4.2.4 关键工序、重要工序的确定

4.2.4.1 关键工序

关键工序是指对产品的质量有重要影响，其工序能力影响着产品功能、性能、寿命、可靠性、经济性的工序；或工艺复杂、质量容易波动，对工人技艺要求高或总是发生问题较多的工序。例如，整机老化工序、整机性能检验工序等。

4.2.4.2 重要工序

重要工序是指对产品质量起决定性作用的工序，是由主要质量特性形成的工序，也是生产过程中需要严密控制的工序。一般情况下，顾客经常报怨、废品率高、机械件尺寸与配合较密切的工序设为重要工序。例如，整机调试工序、整机包装工序等。

4.3 设备的转产

4.3.1 产品转产前的准备

产品转产前的准备参见表 1.4.1。

表 1.4.1 相关部门准备资料

职能部门	准备资料
研发项目部	产品设计图纸、产品装配图纸、包装、标签设计样稿、产品说明书、维修手册等
工艺部	原材料采购标准、BOM 清单、原材料检验标准、模块制作工艺、模块检验标准、整机装配工艺、整机调试工艺、整机老化工艺、整机检验标准、工装、检具清单等
采购部	合格供应商清单、供应商档案等
质量部	各阶段模块、整机验证方案、验证报告等
注册部	产品注册证

4.3.2 产品转产前的评估

相关部门（至少包括生产部、质量部、工艺部、市场部、售后服务部、采购部、物料部）负责人对转产资料进行评审，评审通过后，将转产资料归档，使资料处于受控状态。

附　录

附录1　适用的法律法规

1. 注册相关法律法规

法律法规名称	发布文号	发布日期 （年-月-日）	生效日期 （年-月-日）
关于印发创新医疗器械特别审批程序（试行）的通知	食药监械管〔2014〕13 号	2014-02-07	2014-02-07
医疗器械监督管理条例	国务院令第 650 号	2014-03-31	2014-06-01
关于第一类医疗器械备案有关事项的公告	总局公告 2014 年第 26 号	2014-05-30	2014-06-01
关于发布第一类医疗器械产品目录的通告	总局通告 2014 年第 8 号	2014-05-30	2014-05-30
关于发布医疗器械产品技术要求编写指导原则的通告	总局通告 2014 年第 9 号	2014-05-30	2014-05-30
医疗器械注册管理办法	总局令第 4 号	2014-07-30	2014-10-01
医疗器械说明书和标签管理规定	总局令第 6 号	2014-07-30	2014-10-01
关于实施《医疗器械注册管理办法》和《体外诊断试剂注册管理办法》有关事项的通知	食药监械管〔2014〕144 号	2014-08-01	2014-08-01
关于印发医疗器械检验机构开展医疗器械产品技术要求预评价工作规定的通知	食药监械管〔2014〕192 号	2014-08-21	2014-08-21
关于公布医疗器械注册申报资料要求和批准证明文件格式的公告	总局通告 2014 年第 43 号	2014-09-05	2014-10-01
关于印发境内第三类和进口医疗器械注册审批操作规范的通知	食药监械管〔2014〕208 号	2014-09-11	2014-10-01
关于印发境内第二类医疗器械注册审批操作规范的通知	食药监械管〔2014〕209 号	2014-09-11	2014-10-01
关于实施第一类医疗器械备案有关事项的通知	食药监办械管〔2014〕174 号	2014-09-15	2014-09-15
关于《医疗器械/体外诊断试剂注册证》编号有关问题的公告	受理服务中心公告第 128 号	2014-11-14	2014-11-14
关于医疗器械（含体外诊断试剂）注册申报有关问题的公告	受理服务中心公告第 129 号	2014-11-25	/

续表

法律法规名称	发布文号	发布日期 （年-月-日）	生效日期 （年-月-日）
《医疗器械注册管理办法》和《体外诊断试剂注册管理办法》部分解释	/	2015-02-05	2015-02-05
《医疗器械说明书和标签管理规定》部分解释	/	2015-02-05	2015-02-05
关于医疗器械延续注册申请过渡期相关问题的公告	受理服务中心公告第 143 号	2015-03-31	2015-03-31
关于医疗器械（含体外诊断试剂）延续注册申报资料有关问题的公告	受理服务中心公告第 144 号	2015-03-31	2015-03-31
关于重新发布中央管理的食品药品监督管理部门行政事业性收费项目的通知	财税[2015]2 号	2015-04-21	2015-04-21
关于发布药品、医疗器械产品注册收费标准的公告	总局公告 2015 年第 53 号	2015-05-27	2015-05-27
关于医用电气设备受理有关问题的公告	受理服务中心公告第 137 号	2015-02-27	2015-02-27
医疗器械分类规则	总局令第 15 号	2015-07-14	2016-01-01
关于发布医疗器械软件注册技术审查指导原则的通告	2015 年第 50 号	2015-08-05	2015-08-05
启用"医疗器械注册管理信息系统备案子系统"的通知	食药监办械管函〔2015〕534 号	2015-09-08	2015-09-10
关于执行医疗器械和体外诊断试剂注册管理办法有关问题的通知	食药监械管〔2015〕247 号	2015-11-04	/
关于印发医疗器械检验机构资质认定条件的通知	食药监科〔2015〕249 号	2015-11-04	2015-11-04
关于发布医疗器械注册证补办程序等 5 个相关工作程序的通告	总局通告 2015 年第 91 号	2015-11-23	2016-01-01
关于成立医疗器械分类技术委员会的通知	食药监械管〔2015〕259 号	2015-11-26	
关于发布医疗器械注册指定检验工作管理规定的通告	总局通告 2015 年第 94 号	2015-11-27	2015-11-27
医疗器械通用名称命名规则	总局令第 19 号	2015-12-21	2016-04-01
关于医疗器械产品技术要求有关问题的通知	食药监办械管〔2016〕22 号	2016-03-01	2016-03-01
关于实施《医疗器械通用名称命名规则》有关事项的通知	食药监械管〔2016〕35 号	2016-03-30	2016-04-01
关于及时公开第二类医疗器械注册信息和第一类医疗器械产品备案信息的通知	食药监办械管〔2016〕65 号	2016-05-19	2016-05-19
关于发布《医疗器械技术审评咨询管理规范》及试运行的通知	/	2016-10-20	2016-10-20
关于发布医疗器械优先审批程序的公告	总局公告 2016 年第 168 号	2016-10-26	2017-01-01
关于《医疗器械优先审批程序》的说明	/	2016-10-26	/

续表

法律法规名称	发布文号	发布日期 （年-月-日）	生效日期 （年-月-日）
关于发布医疗器械优先审批申报资料编写指南 （试行）的通告	总局公告 2017 年第 28 号	2017-02-16	2017-02-16
关于发布医疗器械审评沟通交流管理办法（试 行）的通告	总局通告 2017 年第 19 号	2017-02-03	2017-02-03
关于调整部分医疗器械行政审批事项审批程序 的决定	总局令第 32 号	2017-03-20	2017-07-01
关于开展医疗器械注册受理前技术问题现场咨 询有关事宜的公告	受理服务中心第 191 号	2017-07-04	2017-07-04
医疗器械标准管理办法	总局令第 33 号	2017-04-26	2017-07-01
关于进口医疗器械注册申请人和备案人名称使 用中文的公告	总局公告 2017 年第 131 号	2017-10-31	2017-10-31
关于发布医疗器械分类目录的公告	总局公告 2017 年第 104 号	2017-08-31	2018-08-01
关于实施《医疗器械分类目录》有关事项的通告	总局通告 2017 年第 143 号	2017-08-31	2017-08-31
关于过敏原类、流式细胞仪配套用、免疫组化 和原位杂交类体外诊断试剂产品属性及类别 调整的通告	总局通告 2017 年第 226 号	2017-12-28	2018-03-01
关于做好医疗器械检验有关工作的通知	食药监办械管〔2017〕187 号	2017-12-29	2017-12-29
关于发布《自行取消进口第一类医疗器械备案 工作程序》的公告	受理中心公告 2018 年第 206 号	2018-02-08	2018-02-08
关于修改医疗器械延续注册等部分申报资料要 求的公告	药监局公告 2018 年第 53 号	2018-08-23	2018-08-23
关于医疗器械规范性文件（1998～2013 年）清 理结果的公告	药监局公告 2018 年第 37 号	2018-09-27	2018-09-27
关于批准发布 YY 0055-2018《牙科学 光固化 机》等 15 项医疗器械行业标准的公告	药监局公告 2018 年第 72 号	2018-09-30	参见具体 标准
关于发布创新医疗器械特别审查程序的公告	药监局公告 2018 年第 83 号	2018-11-05	2018-12-01
关于批准发布 YY 0060-2018《热敷贴（袋）》 等 14 项医疗器械行业标准和 1 项修改单的 公告	药监局公告 2018 年第 87 号	2018-11-12	参见具体 标准
关于发布创新医疗器械特别审查申报资料编写 指南的通告	药监局公告 2018 年第 127 号	2018-12-18	2018-12-18
关于批准发布 YY 0042-2018《高频喷射呼吸机》 等 27 项医疗器械行业标准的公告	药监局公告 2018 年第 97 号	2018-12-25	参见具体 标准

2. 生产相关法律法规

法律法规名称	发布文号	发布日期 （年-月-日）	生效日期 （年-月-日）
中华人民共和国产品质量法	主席令第 71 号	2000-07-08 修订	1993-09-01
中华人民共和国标准化法	全国人大	2017-11-04	2018-01-01
关于医疗器械生产经营备案有关事宜的公告	总局公告 2014 年第 25 号	2014-05-30	2014-06-01
医疗器械生产监督管理办法	总局令第 7 号	2014-07-30	2014-10-01
关于实施《医疗器械生产监督管理办法》和《医疗器械经营监督管理办法》有关事项的通知	食药监械监〔2014〕143 号	2014-08-01	2014-08-01
关于医疗器械生产质量管理规范执行有关事宜的通告	总局通告 2014 年第 15 号	2014-09-05	/
关于印发医疗器械生产企业分类分级监督管理规定的通知	食药监械监〔2014〕234 号	2014-09-30	2014-09-30
关于发布医疗器械生产质量管理规范的公告	总局公告 2014 年第 64 号	2014-12-29	2015-03-01
关于发布医疗器械生产企业供应商审核指南的通告	总局通告 2015 年第 1 号	2015-01-19	2015-01-19
电器电子产品有害物质限制使用管理办法	中华人民共和国工业和信息化部等八部委 第 32 号	2016-01-06	2016-07-01
关于切实做好第三类医疗器械生产企业实施医疗器械生产质量管理规范有关工作的通知	食药监办械监〔2016〕12 号	2016-02-05	2016-02-05
关于发布医疗器械生产企业质量管理体系年度自查报告编写指南的通告	总局通告 2016 年第 76 号	2016-04-29	2016-04-20
关于发布医疗器械生产企业质量控制与成品放行指南的通告	总局通告 2016 年第 173 号	2017-01-04	2017-01-04
关于第一类、第二类医疗器械生产企业实施医疗器械生产质量管理规范有关工作的通知	食药监办械监〔2017〕120 号	2017-08-31	2017-08-31
国家药品监督管理局关于发布医疗器械生产企业管理者代表管理指南的通告	总局通告 2018 年第 96 号	2018-09-30	2018-09-30
医疗器械注册审评结论集体决策——审评审批制度改革新举措	/	2019-01-04	2019-01-04

3. 临床相关法律法规

法律法规名称	发布文号	发布日期（年-月-日）	生效日期（年-月-日）
关于发布需进行临床试验审批的第三类医疗器械目录的通告	总局公告 2014 年第 43 号	2014-09-05	2014-10-01
关于印发医疗卫生机构开展临床研究项目管理办法的通知	国卫医发〔2014〕80 号	2014-10-28	2014-10-28
关于发布医疗器械临床评价技术指导原则的通告	总局 2015 年第 14 号	2015-05-19	2015-05-19
关于医疗器械临床试验备案有关事宜的公告	2015 年第 87 号	2015-07-03	2015-07-03
中华人民共和国人类遗传资源管理条例	国务院令第 717 号	2019-05-28	2019-07-01
医疗器械临床试验质量管理规范	总局令第 25 号	2016-03-23	2016-06-01
关于开展医疗器械临床试验监督抽查工作的通告	总局通告 2016 年第 98 号	2016-06-08	/
涉及人的生物医学研究伦理审查办法	卫计委令第 11 号	2016-10-21	2016-12-01
关于发布免于进行临床试验的体外诊断试剂临床评价资料基本要求（试行）的通告	总局通告 2017 年第 179 号	2017-11-03	2017-11-03
关于发布医疗器械临床试验机构条件和备案管理办法的公告	总局和卫计委 2017 年第 145 号	2017-11-15	2018-01-01
总局关于需审批的医疗器械临床试验申请沟通交流有关事项的通告	总局通告 2017 年第 184 号	2017-11-13	/
免于进行临床试验医疗器械目录发布	药监局通告 2018 年第 94 号	2018-09-30	2018-09-30
国家药监局综合司关于印发医疗器械临床试验检查要点及判定原则的通知	药监综械注〔2018〕45 号	2018-11-28	2018-11-28

4. 上市后相关法律法规

法律法规名称	发布文号	发布日期（年-月-日）	生效日期（年-月-日）
医疗器械经营监督管理办法	总局令第 8 号	2014-07-30	2014-10-01
关于施行医疗器械经营质量管理规范的公告	总局公告 2014 年第 58 号	2014-12-12	2014-12-12
药品医疗器械飞行检查办法	总局令第 14 号	2015-06-29	2015-09-01
关于印发医疗器械经营企业分类分级监督管理规定的通知	食药监械监〔2015〕158 号	2015-08-17	2015-08-17
关于印发医疗器械经营环节重点监管目录及现场检查重点内容的通知	食药监械监〔2015〕159 号	2015-08-17	2015-08-17
关于印发医疗器械生产质量管理规范现场检查指导原则等 4 个指导原则的通知	食药监械监〔2015〕218 号	2015-09-25	2015-09-25
食品药品监管总局关于印发医疗器械经营质量管理规范现场检查指导原则的通知	食药监械监〔2015〕239 号	2015-10-15	2015-10-15

续表

法律法规名称	发布文号	发布日期 （年-月-日）	生效日期 （年-月-日）
关于整治医疗器械流通领域经营行为的公告	总局公告 2016 年第 112 号	2016-06-07	/
关于发布医疗器械冷链（运输、贮存）管理指南的公告	总局公告 2016 年第 154 号	2016-09-22	2016-09-22
医疗器械召回管理办法	总局令第 29 号	2017-02-08	2017-05-01
关于医疗器械经营备案有关事宜的公告	总局公告 2017 年第 129 号	2017-10-27	2017-10-27
关于实施《医疗器械网络销售监督管理办法》有关事项的通知	食药监办械监〔2018〕31 号	2018-02-24	2018-02-24
医疗器械不良事件监测和再评价管理办法	国家市场监督管理总局令 第 1 号	2018-08-31	2019-01-01
关于发布药品医疗器械境外检查管理规定的公告	药监局公告 2018 年第 101 号	2018-12-28	2018-12-28

注：上述法律法规收集的截止日期为 2019 年 4 月 1 日，其中个别法律法规在出版前已做更新，最新的法律法规请关注相关网站：www.nmpa.gov.cn；www.cmde.org.cn；www.samr.gov.cn；www.srrc.org.cn；www.miit.gov.cn；www.spc.org.cn。

附录 2　适用的技术审评指导原则

1. 体外诊断试剂相关技术审评指导原则

名称	发布日期 （年-月-日）
自测用血糖监测系统注册申报资料指导原则	2010-10-18
体外诊断试剂分析性能评估（准确度–方法学比对）技术审查指导原则	2011-03-24
体外诊断试剂分析性能评估（准确度–回收实验）技术审查指导原则	2011-03-24
肿瘤标志物类定量检测试剂注册申报资料指导原则	2011-03-24
发光免疫类检测试剂注册技术审查指导原则	2013-01-04
核酸扩增法检测试剂注册技术审查指导原则	2013-01-04
金标类检测试剂注册技术审查指导原则	2013-01-04
酶联免疫法检测试剂注册技术审查指导原则	2013-01-04
生物芯片类检测试剂注册技术审查指导原则	2013-01-04
病原体特异性 M 型免疫球蛋白定性检测试剂注册技术审查指导原则	2013-05-17
流式细胞仪配套用检测试剂注册技术审查指导原则	2013-05-17
人类免疫缺陷病毒检测试剂临床研究注册技术审查指导原则	2013-05-17
乙型肝炎病毒脱氧核糖核酸定量检测试剂注册技术审查指导原则	2013-05-17
弓形虫、风疹病毒、巨细胞病毒、单纯疱疹病毒抗体及 G 型免疫球蛋白抗体亲合力检测试剂技术审查指导原则	2014-03-13

续表

名称	发布日期 （年-月-日）
药物滥用检测试剂技术审查指导原则	2014-03-13
肿瘤个体化治疗相关基因突变检测试剂技术审查指导原则	2014-03-13
雌激素受体、孕激素受体抗体试剂及检测试剂盒技术审查指导原则	2015-04-17
乙型肝炎病毒基因分型检测试剂技术审查指导原则	2015-07-15
结核分枝杆菌复合群核酸检测试剂注册技术审查指导原则	2015-09-21
丙型肝炎病毒核糖核酸测定试剂技术审查指导原则	2015-11-26
过敏原特异性 IgE 抗体检测试剂技术审查指导原则	2015-11-26
人乳头瘤病毒（HPV）核酸检测及基因分型试剂技术审查指导原则	2015-11-26
碱性磷酸酶测定试剂盒注册技术审查指导原则	2016-02-26
人绒毛膜促性腺激素检测试剂（胶体金免疫层析法）注册技术审查指导原则	2016-02-26
C 反应蛋白测定试剂盒注册技术审查指导原则	2016-02-26
大便隐血（FOB）检测试剂盒（胶体金免疫层析法）注册技术审查指导原则	2016-02-26
缺血修饰白蛋白测定试剂盒注册技术审查指导原则	2016-02-26
肌酸激酶测定试剂（盒）注册技术审查指导原则	2016-02-26
白蛋白测定试剂（盒）注册技术审查指导原则	2016-02-26
糖化血红蛋白测定试剂盒（酶法）注册技术审查指导原则	2016-02-26
乳酸脱氢酶测定试剂盒注册技术审查指导原则	2016-02-26
促甲状腺素检测试剂注册技术审查指导原则	2016-02-26
甘油三酯测定试剂盒注册技术审查指导原则	2016-02-26
唾液酸检测试剂盒（酶法）注册技术审查指导原则	2016-02-26
β_2-微球蛋白检测试剂盒（胶乳增强免疫比浊法）注册技术审查指导原则	2016-02-26
人红细胞反定型试剂注册技术审查指导原则	2016-02-26
结核分枝杆菌复合群耐药基因突变检测试剂注册技术审查指导原则	2017-02-13
胎儿染色体非整倍体（T21、T18、T13）检测试剂盒（高通量测序法）注册技术审查指导原则	2017-04-01
促黄体生成素检测试剂（胶体金免疫层析法）注册技术审查指导原则	2017-12-22
心肌肌钙蛋白 I/肌红蛋白/肌酸激酶同工酶 MB 检测试剂（胶体金免疫层析法）注册技术审查指导原则	2017-12-22
电解质钾、钠、氯、钙测定试剂注册技术审查指导原则	2017-12-22
高密度脂蛋白胆固醇测定试剂注册技术审查指导原则	2017-12-22
胱抑素 C 测定试剂（胶乳透射免疫比浊法）注册技术审查指导原则	2017-12-22
丙氨酸氨基转移酶测定试剂注册技术审查指导原则	2018-01-08
尿液分析试纸条注册技术审查指导原则	2018-01-08
同型半胱氨酸测定试剂注册技术审查指导原则	2018-01-08
胰岛素测定试剂注册技术审查指导原则	2018-01-08

续表

名称	发布日期 （年-月-日）
C-肽测定试剂注册技术审查指导原则	2018-01-08
D-二聚体测定试剂盒（免疫比浊法）注册技术审查指导原则	2018-01-08
载脂蛋白 A1 体外诊断试剂注册技术审查指导原则	2018-01-08
载脂蛋白 B 体外诊断试剂注册技术审查指导原则	2018-01-08
ABO、RhD 血型抗原检测卡（柱凝集法）注册技术审查指导原则	2018-01-14
人表皮生长因子受体 2 基因扩增检测试剂盒（荧光原位杂交法）注册技术审查指导原则	2018-01-14
丙型肝炎病毒核酸基因分型检测试剂盒注册技术审查指导原则	2018-01-14
慢性乙型肝炎抗病毒治疗药物临床试验技术指导原则	2018-02-11
人表皮生长因子受体（EGFR）突变基因检测试剂（PCR 法）注册技术审查指导原则	2018-02-11
幽门螺杆菌抗原/抗体检测试剂注册技术审查指导原则	2018-02-11
抗人球蛋白检测试剂注册技术审查指导原则	2018-02-11
肠道病毒核酸检测试剂注册技术审查指导原则	2018-02-11
抗菌药物折点研究技术指导原则	2018-05-25
结核分枝杆菌特异性细胞免疫反应检测试剂注册技术审查指导原则	2018-03-16
脑利钠肽/氨基末端脑利钠肽前体检测试剂注册技术审查指导原则	2019-03-05
总甲状腺素检测试剂注册技术审查指导原则	2019-03-05
孕酮检测试剂注册技术审查指导原则	2019-03-05
降钙素原检测试剂注册技术审查指导原则	2019-03-05

2. 临床检验器械适用的技术指导原则

名称	发布日期 （年-月-日）	备注	状态
医疗器械软件注册技术审查指导原则	2015-08-05	发布版	有效
全自动化学发光免疫分析仪技术审查指导原则	2015-1-126	发布版	有效
尿液分析仪注册技术审查指导原则	2016-02-06	修订版	有效
半自动化学发光免疫分析仪注册技术审查指导原则	2016-02-06	修订版	有效
凝血分析仪注册技术审查指导原则	2016-02-06	修订版	有效
生化分析仪注册技术审查指导原则	2016-02-06	修订版	有效
血糖仪注册技术审查指导原则	2016-02-06	修订版	有效
自动尿液有形成分分析仪注册技术审查指导原则	2016-02-06	修订版	有效
医疗器械网络安全注册技术审查指导原则	2017-03-28	发布版	有效
全自动血型分析仪注册技术审查指导原则	2018-01-14	发布版	有效
持续葡萄糖监测系统产品技术审查指导原则	2018-03-16	发布版	有效

3. 公开征求意见、尚未正式发布的技术指导原则

名称	征求意见日期 （年-月-日）	备注	状态
心梗三项检测试剂盒注册申报资料指导原则	2016-10-20	征求意见稿	有效
天门冬氨酸氨基转移酶测定试剂（盒）注册技术审查指导原则	2017-10-31	征求意见稿	有效
尿酸测定试剂（盒）（尿酸酶过氧化物酶偶联法）注册技术指导原则	2017-10-31	征求意见稿	有效
尿素测定试剂盒注册技术审查指导原则	2017-10-31	征求意见稿	有效
总胆固醇测定试剂盒产品注册技术指导原则	2017-10-31	征求意见稿	有效

注：上述指导原则收集的截止日期为 2019 年 4 月 1 日，请时刻关注 NMPA 网站的最新动态，网址：www.cmde.org.cn。

附录 3　适用的国家标准、行业标准

1. 国家标准

标准号	标准名称	发布日期 （年-月-日）	生效日期 （年-月-日）
GB 4793.1-2007	测量、控制和试验室用电气设备的安全要求 第 1 部分：通用要求	2007-06-07	2007-09-01
GB 4793.4-2001	测量、控制及实验室用电气设备的安全 实验室用处理医用材料的蒸压器的特殊要求	2001-11-02	2002-06-01
GBT 4793.6-2008	测量、控制和实验室用电气设备的安全要求 第 6 部分：实验室用材料加热设备的特殊要求	2008-08-30	2009-09-01
GB 4793.7-2008	测量、控制和实验室用电气设备的安全要求 第 7 部分：实验室用离心机的特殊要求	2008-08-30	2009-09-01
GB 4793.8-2008	测量、控制和试验室用电气设备的安全要求 第 2-042 部分：使用有毒气体处理医用材料及供试验室用的压力灭菌器和灭菌器的专用要求	2008-03-24	2009-01-01
GB 4793.9-2013	测量、控制和实验室用电气设备的安全要求 第 9 部分：实验室用分析和其他的目的的自动和半自动设备的特殊要求	2013-12-17	2014-11-01
GB 9706.1-2007	医用电气设备 第 1 部分：安全通用要求	2007-07-02	2008-07-01
GB 9706.15-2008	医用电气设备 第 1-1 部分：安全通用要求 并列标准：医用电气系统安全要求	2008-12-15	2010-02-01
GB 9706.16-2015	医用电气设备 第 2 部分：放射治疗模拟机安全专用要求	2015-12-10	2017-07-01
GB 9706.19-2000	医用电气设备 第 2 部分：内窥镜设备安全专用要求	2000-07-12	2000-12-01

续表

标准号	标准名称	发布日期 （年-月-日）	生效日期 （年-月-日）
GB 9706.20-2000	医用电气设备 第 2 部分：诊断和治疗激光设备安全专用要求	2000-01-02	2001-05-01
GB/T 14710-2009	医用电器环境要求及试验方法	2009-11-15	2010-05-01
GB/T 16886.1-2011	医疗器械生物学评价 第 1 部分：风险管理过程中的评价与试验	2011-06-11	2011-12-01
GB 17625.1-2012	电磁兼容 限值 谐波电流发射限值（设备每相输入电流≤16A）	2012-12-31	2013-07-01
GB/Z 17625.5-2000	电磁兼容 限值中、高压电力系统中波动负荷发射限值的评估	2000-04-03	2000-12-01
GB/Z 17625.6 -2003	电磁兼容 限值 对额定电流大于16A的设备在低压供电系统中产生的谐波电流的限制	2003-02-21	2003-08-01
GB/T 17626.1-2006	电磁兼容 试验和测量技术 抗扰度试验总论	2006-12-01	2007-07-01
GB/T 17626.2-2018	电磁兼容 试验和测量技术 静电放电抗扰度试验	2018-06-07	2019-01-01
GB/T 17626.3-2006	电磁兼容 试验和测量技术 射频电磁场辐射抗扰度试验	2006-12-19	2007-09-01
GB/T 17626.4-2018	电磁兼容 试验和测量技术 电快速瞬变脉冲群抗扰度试验	2018-06-07	2019-01-01
GB/T 17626.5-2019	电磁兼容 试验和测量技术 浪涌（冲击）抗扰度试验	2019-06-04	2020-01-01
GB/T 17626.6-2017	电磁兼容 试验和测量技术 射频场感应的传导骚扰抗扰度	2017-12-29	2018-07-01
GB/T 17626.7-2017	电磁兼容 试验和测量技术 供电系统及所连设备谐波、谐间波的测量和测量仪器导则	2017-07-12	2018-02-01
GBT 17626.8-2006	电磁兼容 试验和测量技术 工频磁场抗扰度试验	2006-12-01	2007-07-01
GB/T 17626.9-2011	电磁兼容 试验和测量技术 脉冲磁场抗扰度试验	2011-12-30	2012-08-01
GB/T17626.10-2017	电磁兼容 试验和测量技术 阻尼振荡磁场抗扰度试验	2017-12-29	2018-07-01
GB/T 17626.11-2008	电磁兼容 试验和测量技术 电压暂降、短时中断和电压变化的抗扰度试验	2008-05-20	2009-01-01
GB/T 17626.12-2013	电磁兼容 试验和测量技术 振荡波抗扰度试验	2013-12-17	2014-04-09
GB/T 18268.1-2010	测量、控制和实验室用的电设备电磁兼容性要求 第 1 部分：通用要求	2011-01-14	2011-05-01
GB/T 18268.26-2010	测量、控制和实验室用的电设备电磁兼容性要求 第 26 部分：特殊要求体外诊断（IVD）医疗设备	2011-01-14	2011-05-01
GB 19815-2005	离心机 安全要求	2005-06-27	2005-12-01
GB/T 20154-2014	低温保存箱	2014-12-05	2015-12-01
GB/T 21278-2007	血液冷藏箱	2008-01-21	2008-09-01

续表

标准号	标准名称	发布日期 （年-月-日）	生效日期 （年-月-日）
GB/T 25000.51-2016	系统与软件工程　系统与软件产品质量要求与评价（SQuaRE）第 51 部分：就绪可用软件产品（RUSP）的质量要求和测试细则	2016-10-13	2017-05-01
GB/T 18990-2008	促黄体生成素检测试纸（胶体金免疫层析法）	2008-11-03	2009-10-01
GB/T 19634-2005	体外诊断检验系统　自测用血糖监测系统通用技术条件	2005-01-24	2005-05-01
GB/T 19702-2005	体外诊断医疗器械　生物源性样品中量的测量　参考测量程序的说明	2005-03-23	2005-12-01
GB/T 19703-2005	体外诊断医疗器械　生物源性样品中量的测量　参考物质的说明	2005-03-23	2005-12-01
GB/T 21415-2008	体外诊断医疗器械　生物源性样品中量的测量　校准品和控制物质赋值的计量学溯源性	2008-01-22	2008-09-01
GB/T 26124-2011	临床化学体外诊断试剂（盒）	2011-05-12	2011-11-01
GB/T 30989-2014	高通量基因测序技术规程	2014-07-24	2015-03-01
GB /T 1.1-2009	标准化工作导则　第 1 部分：标准的结构和编写	2009-06-17	2010-01-01
GB /T 1.2-2002	标准化工作导则　第 2 部分：标准中规范性技术要素内容的确定方法	2002-06-20	2003-01-01
GB /T 191-2008	包装储运图示标志	2008-04-01	2008-10-01
GB/T 29791.1-2013	体外诊断医疗器械 制造商提供的信息（标示）第 1 部分：术语、定义和通用要求	2013-10-10	2014-02-01
GB/T 29791.2-2013	体外诊断医疗器械 制造商提供的信息（标示）第 2 部分：专业用体外诊断试剂	2013-10-10	2014-02-01
GB/T 29791.3-2013	体外诊断医疗器械 制造商提供的信息（标示）第 3 部分：专业用体外诊断仪器	2013-10-10	2014-02-01

2. 行业标准

标准号	标准名称	发布日期	生效日期
YY/T 0014-2005	半自动生化分析仪	2005-12-07	2006-12-01
YY/T 0032-2004	血红蛋白计	2004-11-08	2005-11-01
YY/T 0087-2004	电泳装置	2004-11-08	2005-11-01
YY/T 0168-2007	血液冷藏箱	2007-07-02	2008-03-01
YY/T 0287-2017	医疗器械 质量管理体系 用于法规的要求	2017-01-19	2017-05-01
YY/T 0297-1997	医疗器械临床调查	1997-08-27	1998-01-01
YY/T 0316-2016	医疗器械风险管理对医疗器械的应用	2016-01-26	2017-01-01

续表

标准号	标准名称	发布日期	生效日期
YY/T 0456.1-2014	血液分析仪用试剂 第1部分：清洗液	2014-06-17	2015-07-01
YY/T 0456.2-2014	血液分析仪用试剂 第2部分：溶血剂	2014-06-17	2015-07-01
YY/T 0456.3-2014	血液用分析仪 第3部分：稀释液	2014-06-17	2015-07-01
YY/T 0456.4-2014	血液分析仪用试剂 第4部分：有核红细胞检测试剂	2014-06-17	2015-07-01
YY/T 0456.5-2014	血液分析仪用试剂 第5部分：网织红细胞检测试剂	2014-06-17	2015-07-01
YY 0466.1-2016	医疗器械用于医疗器械标签、标记和提供信息的符号 第1部分：通用要求	2016-01-26	2017-01-01
YY/T 0475-2011	干化学尿液分析仪	2011-12-31	2013-06-01
YY/T 0478-2011	尿液分析试纸条	2011-12-31	2013-06-01
YY/T 0501-2014	尿液干化学分析质控物	2014-06-17	2015-07-01
YY 0505-2012	医用电气设备 第1-2部分：安全通用要求 并列标准：电磁兼容 要求和试验	2012-12-17	2014-01-01
YY 0569-2011	Ⅱ级 生物安全柜	2011-12-31	2013-06-01
YY 0505-2012	硫乙醇酸盐流体培养基	2012-12-17	2014-01-01
YY/T 0576-2005	哥伦比亚血琼脂基础培养基	2005-12-07	2006-12-01
YY/T 0577-2005	营养琼脂培养基	2005-12-07	2006-12-01
YY/T 0588-2017	流式细胞仪	2017-12-07	2018-12-01
YY/T 0589-2016	电解质分析仪	2016-03-23	2017-01-01
YY/T 0638-2008	体外诊断医疗器械 生物样品中量的测量 校准品和控制物质中酶催化浓度赋值的计量学溯源性	2008-04-25	2009-06-01
YY/T 0639-2019	体外诊断医疗器械 制造商为生物学染色用体外诊断试剂提供的信息	2019-07-24	2020-08-01
YY 0648-2008	测量、控制和试验室用电气设备的安全要求 第2-101部分：体外诊断（IVD）医用设备的专用要求	2008-04-25	2009-12-01
YY/T 0653-2017	血液分析仪	2017-03-28	2018-04-01
YY/T 0654-2017	全自动生化分析仪	2017-03-28	2018-04-01
YY/T 0655-2008	干式化学分析仪	2008-04-25	2009-06-01
YY/T 0656-2008	自动化血培养系统	2008-04-25	2009-06-01
YY/T 0657-2017	医用离心机	2017-03-28	2018-04-01
YY/T 0659-2017	全自动凝血分析仪	2017-03-28	2018-04-01
YY/T 0664-2008	医疗器械软件 软件生存周期过程	2008-04-25	2009-06-01
YY/T 0665-2008	MH琼脂培养基	2008-04-25	2009-06-01

续表

标准号	标准名称	发布日期	生效日期
YY/T 0688.1-2008	临床实验室检测和体外诊断系统 感染病原体敏感性试验与抗菌剂敏感性试验设备的性能评价 第 1 部分：抗菌剂对感染性疾病相关的快速生长需氧菌的体外活性检测的参考方法	2008-10-17	2010-01-01
YY/T 0688.2-2010	临床实验室检测和体外诊断系统 感染病原体敏感性试验与抗菌剂敏感性试验设备的性能评价 第 2 部分：抗菌剂敏感性试验设备的性能评价	2010-12-27	2012-06-01
YY/T 0701-2008	血细胞分析仪用校准物（品）	2008-10-17	2010-01-01
YY/T 0702-2008	血细胞分析仪用质控物（品）	2008-10-17	2010-01-01
YY/T 0708-2009	医用电气设备 第 1-4 部分：安全通用要求 并列标准：可编程医用电气系统	2009-11-15	2010-12-01
YY/T 0996-2015	尿液有形成分分析仪（数字成像自动识别）	2015-03-02	2016-01-01
YY/T 1150-2009	血红蛋白干化学测试系统通用技术要求	2009-12-30	2011-06-01
YY/T 1151-2009	体外诊断用蛋白质微阵列芯片	2009-12-30	2011-06-01
YY/T 1152-2009	生物芯片用醛基片	2009-12-30	2011-06-01
YY/T 1153-2009	体外诊断用 DNA 微阵列芯片	2009-12-30	2011-06-01
YY/T 1154-2009	激光共聚焦扫描仪	2009-12-30	2011-06-01
YY/T 1155-2019	全自动发光免疫分析仪	2019-05-31	2020-06-01
YY/T 1156-2009	凝血酶时间检测试剂（盒）	2009-12-30	2011-06-01
YY/T 1157-2009	活化部分凝血活酶时间检测试剂（盒）	2009-12-30	2011-06-01
YY/T 1158-2009	凝血酶原时间检测试剂（盒）	2009-12-30	2011-06-01
YY/T 1159-2009	纤维蛋白原检测试剂（盒）	2009-12-30	2011-06-01
YY/T 1160-2009	癌胚抗原（CEA）定量测定试剂（盒）（化学发光免疫分析法）	2009-12-30	2011-06-01
YY/T 1161-2009	肿瘤相关抗原 CA125 定量测定试剂（盒）（化学发光免疫分析法）	2009-12-30	2011-06-01
YY/T 1162-2009	甲胎蛋白（AFP）定量测定试剂（盒）（化学发光免疫分析法）	2009-12-30	2011-06-01
YY/T 1163-2009	总前列腺特异性抗原（t-PSA）定量测定试剂（盒）（化学发光免疫分析法）	2009-12-30	2011-06-01
YY/T 1164-2009	人绒毛膜促性腺激素检测试剂（胶体金免疫层析法）的技术要求	2009-12-30	2011-06-01
YY/T 1165-2009	沙保弱琼脂培养基	2009-12-30	2011-06-01
YY/T 1166-2009	淋球菌琼脂基础培养基	2009-12-30	2011-06-01

续表

标准号	标准名称	发布日期	生效日期
YY/T 1167-2009	厌氧血琼脂基础培养基	2009-12-30	2011-06-01
YY/T 1168-2009	巧克力琼脂基础培养基	2009-12-30	2011-06-01
YY/T 1169-2009	麦康凯琼脂培养基	2009-12-30	2011-06-01
YY/T 1170-2009	碱性蛋白胨水培养基	2009-12-30	2011-06-01
YY/T 1171-2009	改良罗氏基础培养基	2009-12-30	2011-06-01
YY/T 1172-2010	医学实验室质量管理术语	2010-12-27	2012-06-01
YY/T 1173-2010	聚合酶链反应分析仪	2010-12-27	2012-06-01
YY/T 1174-2010	半自动化学发光免疫分析仪	2010-12-27	2012-06-01
YY/T 1175-2010	肿瘤标志物定量测定试剂（盒）通用要求	2010-12-27	2012-06-01
YY/T 1176-2010	癌抗原 CA15-3 定量测定试剂（盒）化学发光免疫分析法	2010-12-27	2012-06-01
YY/T 1177-2010	癌抗原 CA72-4 定量测定试剂（盒）化学发光免疫分析法	2010-12-27	2012-06-01
YY/T 1178-2010	糖类抗原 CA19-9 定量测定试剂（盒）化学发光免疫分析法	2010-12-27	2012-06-01
YY/T 1179-2010	糖类抗原 CA50 定量测定试剂（盒）化学发光免疫分析法	2010-12-27	2012-06-01
YY/T 1180-2010	人类白细胞抗原（HLA）基因分型试剂盒 SSP 法	2010-12-27	2012-06-01
YY/T 1181-2010	免疫组织化学试剂盒	2010-12-27	2012-06-01
YY/T 1182-2010	核酸扩增检测用试剂（盒）	2010-12-27	2012-06-01
YY/T 1183-2010	酶联免疫吸附法检测试剂（盒）	2010-12-27	2012-06-01
YY/T 1184-2010	流式细胞仪用单克隆抗体试剂	2010-12-27	2012-06-01
YY/T 1185-2010	脑心浸液培养基	2010-12-27	2012-06-01
YY/T 1186-2010	MH 肉汤培养基	2010-12-27	2012-06-01
YY/T 1187-2010	营养肉汤培养基	2010-12-27	2012-06-01
YY/T 1188-2010	曙红亚甲蓝琼脂培养基	2010-12-27	2012-06-01
YY/T 1189-2010	中国蓝琼脂培养基	2010-12-27	2012-06-01
YY/T 1190-2010	乳糖胆盐发酵培养基	2010-12-27	2012-06-01
YY/T 1191-2011	抗菌剂药敏纸片	2011-12-31	2013-06-01
YY/T 1192-2011	人绒毛膜促性腺激素（HCG）定量测定试剂盒（化学发光免疫分析法）	2011-12-31	2013-06-01
YY/T 1193-2011	促卵泡生成激素（FSH）定量测定试剂盒（化学发光免疫分析法）	2011-12-31	2013-06-01
YY/T 1194-2011	α-淀粉酶测定试剂（盒）（连续监测法）	2011-12-31	2013-06-01
YY/T 1195-2011	血清总蛋白参考测量程序	2011-12-31	2013-06-01
YY/T 1196-2013	氯测定试剂盒（酶法）	2013-10-21	2014-10-01
YY/T 1197-2013	丙氨酸氨基转移酶测定试剂盒（IFCC 法）	2013-10-21	2014-10-01

续表

标准号	标准名称	发布日期	生效日期
YY/T 1198-2013	天门冬氨酸氨基转移酶测定试剂盒（IFCC 法）	2013-10-21	2014-10-01
YY/T 1199-2013	甘油三酯测定试剂盒（酶法）	2013-10-21	2014-10-01
YY/T 1200-2013	葡萄糖测定试剂盒（酶法）	2013-10-21	2014-10-01
YY/T 1201-2013	尿素测定试剂盒（酶偶联监测法）	2013-10-21	2014-10-01
YY/T 1202-2013	钾测定试剂盒（酶法）	2013-10-21	2014-10-01
YY/T 1203-2013	钠测定试剂盒（酶法）	2013-10-21	2014-10-01
YY/T 1204-2013	总胆汁酸测定试剂盒（酶循环法）	2013-10-21	2014-10-01
YY/T 1205-2013	总胆红素测定试剂盒（钒酸盐氧化法）	2013-10-21	2014-10-01
YY/T 1206-2013	总胆固醇测定试剂盒（氧化酶法）	2013-10-21	2014-10-01
YY/T 1207-2013	尿酸测定试剂盒（尿酸酶过氧化物酶偶联法）	2013-10-21	2014-10-01
YY/T 1208-2013	硫代硫酸盐-柠檬酸盐-胆盐-蔗糖（TCBS）琼脂培养基	2013-10-21	2014-10-01
YY/T 1209-2013	BCYE 琼脂培养基	2013-10-21	2014-10-01
YY/T 1210-2013	麦康凯山梨醇琼脂培养基	2013-10-21	2014-10-01
YY/T 1211-2013	甘露醇高盐琼脂培养基	2013-10-21	2014-10-01
YY/T 1212-2019	庆大霉素琼脂基础培养基	2013-10-21	2014-10-01
YY/T 1213-2019	促卵泡生成素测定试剂盒	2019-05-31	2020-06-01
YY/T 1214-2013	人绒毛膜促性腺激素测定试剂盒	2019-07-24	2020-08-01
YY/T 1215-2013	丙型肝炎病毒（HCV）抗体检测试剂盒（胶体金法）	2013-10-21	2014-10-01
YY/T 1216-2013	甲胎蛋白定量标记免疫分析试剂盒	2013-10-21	2014-10-01
YY/T 1217-2013	促黄体生成素定量标记免疫分析试剂盒	2013-10-21	2014-10-01
YY/T 1218-2013	促甲状腺素定量标记免疫分析试剂盒	2013-10-21	2014-10-01
YY/T 1219-2013	胰酪胨大豆肉汤培养基	2013-10-21	2014-10-01
YY/T 1220-2013	肌酸激酶同工酶（CK-MB）诊断试剂盒（胶体金法）	2013-10-21	2014-10-01
YY/T 1221-2013	心肌肌钙蛋白 I 诊断试剂（胶体金法）	2013-10-21	2014-10-01
YY/T 1222-2014	总三碘甲状腺原氨酸定量标记 免疫分析试剂盒	2014-06-17	2015-07-01
YY/T 1223-2014	总甲状腺素定量标记免疫分析试剂盒	2014-06-17	2015-07-01
YY/T 1224-2014	膀胱癌细胞相关染色体及基因异常检测试剂盒（荧光原位杂交法）	2014-06-17	2015-07-01
YY/T 1225-2014	肺炎支原体抗体检测试剂盒	2014-06-17	2015-07-01
YY/T 1226-2014	人乳头瘤病毒核酸（分型）检测试剂（盒）	2014-06-17	2015-07-01
YY/T 1227-2014	临床化学体外诊断试剂（盒）命名	2014-06-17	2015-07-01
YY/T 1228-2014	白蛋白测定试剂（盒）	2014-06-17	2015-07-01
YY/T 1229-2014	钙测定试剂（盒）	2014-06-17	2015-07-01

续表

标准号	标准名称	发布日期	生效日期
YY/T 1230-2014	胱抑素 C 测定试剂（盒）	2014-06-17	2015-07-01
YY/T 1231-2014	肌酐测定试剂（盒）（肌氨酸氧化酶法）	2014-06-17	2015-07-01
YY/T 1232-2014	γ-谷氨酰基转移酶测定试剂（盒）	2014-06-17	2015-07-01
YY/T 1233-2014	心肌肌钙蛋白-I 定量测定试剂（盒）（化学发光免疫分析法）	2014-06-17	2015-07-01
YY/T 1234-2014	碱性磷酸酶测定试剂（盒）（NPP 底物-AMP 缓冲液法）	2014-06-17	2015-07-01
YY/T 1235-2014	风疹病毒 IgG IgM 抗体检测试剂（盒）	2014-06-17	2015-07-01
YY/T 1236-2014	巨细胞病毒 IgG/IgM 抗体检测试剂（盒）	2014-06-17	2015-07-01
YY/T 1237-2014	弓形虫 IgG 抗体检测试剂（盒）（酶联免疫法）	2014-06-17	2015-07-01
YY/T 1238-2014	RhD（IgM）血型定型试剂（单克隆抗体）	2014-06-17	2015-07-01
YY/T 1239-2014	琼脂平板培养基	2014-06-17	2015-07-01
YY/T 1240-2014	D-二聚体定量检测试剂（盒）	2014-06-17	2015-07-01
YY/T 1241-2014	乳酸脱氢酶测定试剂（盒）	2014-06-17	2015-07-01
YY/T 1242-2014	α-羟丁酸脱氢酶测定试剂（盒）	2014-06-17	2015-07-01
YY/T 1243-2014	肌酸激酶测定试剂（盒）	2014-06-17	2015-07-01
YY/T 1244-2014	体外诊断试剂用纯化水	2014-06-17	2015-07-01
YY/T 1245-2014	自动血型分析仪	2014-06-17	2015-07-01
YY/T 1246-2014	糖化血红蛋白分析仪	2014-06-17	2015-07-01
YY/T 1247-2014	乙型肝炎病毒表面抗原测定试剂（盒）（化学发光免疫分析法）	2014-06-17	2015-07-01
YY/T 1248-2014	乙型肝炎病毒表面抗体测定试剂（盒）（化学发光免疫分析法）	2014-06-17	2015-07-01
YY/T 1249-2014	游离前列腺特异性抗原定量标记免疫分析试剂盒	2014-06-17	2015-07-01
YY/T 1250-2014	胰岛素定量标记免疫分析试剂盒	2014-06-17	2015-07-01
YY/T 1251-2014	红细胞沉降率测定仪	2014-06-17	2015-07-01
YY/T 1252-2015	总 IgE 定量标记免疫分析试剂盒	2015-03-02	2016-01-01
YY/T 1253-2015	低密度脂蛋白胆固醇测定试剂（盒）	2015-03-02	2016-01-01
YY/T 1254-2015	高密度脂蛋白胆固醇测定试剂（盒）	2015-03-02	2016-01-01
YY/T 1255-2015	免疫比浊法检测试剂（盒）（透射法）	2015-03-02	2016-01-01
YY/T 1256-2015	解脲脲原体核酸扩增检测试剂盒	2015-03-02	2016-01-01
YY/T 1257-2015	游离人绒毛膜促性腺激素 β 亚单位定量标记免疫分析试剂盒	2015-03-02	2016-01-01
YY/T 1258-2015	同型半胱氨酸测定试剂（盒）（酶循环法）	2015-03-02	2016-01-01

标准号	标准名称	发布日期	生效日期
YY/T 1259-2015	戊型肝炎病毒 IgG 抗体检测试剂盒（酶联免疫吸附法）	2015-03-02	2016-01-01
YY/T 1260-2015	戊型肝炎病毒 IgM 抗体检测试剂盒（酶联免疫吸附法）	2015-03-02	2016-01-01
YY/T 1261-2015	HER2 基因检测试剂盒（荧光原位杂交法）	2015-03-02	2016-01-01
YY/T 1262-2015	神经元特异性烯醇化酶定量标记免疫分析试剂盒	2015-03-02	2016-01-01
YY/T 1303-2015	核酸扩增反向点杂交试剂（盒）	2015-03-02	2016-01-01
YY/T 1304.1-2015	时间分辨荧光免疫检测系统　第 1 部分：半自动时间分辨荧光免疫分析仪	2015-03-02	2016-01-01
YY/T 1304.2-2015	时间分辨荧光免疫检测系统　第 2 部分：时间分辨荧光免疫分析定量测定试剂（盒）	2015-03-02	2016-01-01
YY/T 1456-2016	铁蛋白定量检测试剂（盒）	2016-01-26	2017-01-01
YY/T 1513-2017	C 反应蛋白测定试剂盒	2017-03-28	2018-04-01
YY/T 1514-2017	人类免疫缺陷病毒（1+2 型）抗体检测试剂盒（免疫印迹法）	2017-05-02	2018-04-01
YY/T 1515-2017	人类免疫缺陷病毒（Ⅰ型）核酸定量检测试剂盒	2017-05-02	2018-04-01
YY/T 1516-2017	泌乳素定量标记免疫分析试剂盒	2017-03-28	2018-04-01
YY/T 1517-2017	EB 病毒衣壳抗原（VCA）IgA 抗体检测试剂盒	2017-05-02	2018-04-01
YY/T 1518-2017	C-肽（C-P）定量标记免疫分析试剂盒	2017-03-28	2018-04-01
YY/T 1523-2017	二氧化碳测定试剂盒（PEPC 酶法）	2017-03-28	2018-04-01
YY/T 1524-2017	α-L-岩藻糖苷酶（AFU）测定试剂盒（CNPF 底物法）	2017-03-28	2018-04-01
YY/T 1525-2017	甲基安非他明检测试剂盒（胶体金法）	2017-05-02	2018-04-01
YY/T 1526-2017	人类免疫缺陷病毒抗原抗体联合检测试剂盒（发光类）	2017-05-02	2018-04-01
YY/T 1527-2017	α/β-地中海贫血基因分型检测试剂盒	2017-03-28	2018-04-01
YY/T 1528-2017	肌红蛋白测定试剂盒（免疫比浊法）	2017-03-28	2018-04-01
YY/T 1529-2017	酶联免疫分析仪	2017-05-02	2018-04-01
YY/T 1530-2017	尿液有形成分分析仪用控制物质	2017-03-28	2018-04-01
YY/T 1531-2017	细菌生化鉴定系统	2017-03-28	2018-04-01
YY/T 1533-2017	全自动时间分辨荧光免疫分析仪	2017-03-28	2018-04-01
YY/T 1537-2017	放射治疗用激光定位系统性能和试验方法	2017-05-02	2018-04-01
YY/T 1538-2017	放射治疗用自动扫描水模体系统性能和试验方法	2017-05-02	2018-04-01
YY/T 1539-2017	医用洁净工作台	2017-05-02	2018-04-01
YY/T 1540-2017	医用Ⅱ级生物安全柜核查指南	2017-05-02	2018-04-01
YY/T 1549-2017	生化分析用校准物	2017-05-02	2018-04-01
YY/T 1585-2017	总 25-羟基维生素 D 测定试剂盒（标记免疫分析法）	2017-12-05	2018-12-01
YY/T 1591-2017	人类 EGFR 基因突变检测试剂盒	2017-12-05	2018-12-01

续表

标准号	标准名称	发布日期	生效日期
YY/T 1595-2017	氯胺酮检测试剂盒（胶体金法）	2017-12-05	2018-12-01
YY/T 1596-2017	甲型流感病毒核酸检测试剂盒（荧光 PCR 法）	2017-12-05	2018-12-01
YY/T 1597-2017	新生儿苯丙氨酸测定试剂盒	2017-12-05	2018-12-01
YY/T 1578-2018	糖化白蛋白测定试剂盒（酶法）	2018-02-28	2019-03-01
YY/T 1579-2018	体外诊断医疗器械 体外诊断试剂稳定性评价	2018-02-24	2019-03-01
YY/T 1580-2018	肌酸激酶 MB 同工酶测定试剂盒（免疫抑制法）	2018-02-28	2019-03-01
YY/T 1581-2018	过敏原特异性 IgE 抗体检测试剂盒	2018-02-28	2019-03-01
YY/T 1582-2018	胶体金免疫层析分析仪	2018-02-24	2019-03-01
YY/T 1583-2018	叶酸测定试剂盒（化学发光免疫分析法）	2018-02-28	2019-03-01
YY/T 1584-2018	视黄醇结合蛋白测定试剂盒（免疫比浊法）	2018-02-28	2019-03-01
YY/T 1586-2018	肿瘤个体化治疗相关基因突变检测试剂盒（荧光 PCR 法）	2018-02-28	2019-03-01
YY/T 1588-2018	降钙素原测定试剂盒	2018-02-24	2019-03-01
YY/T 1589-2018	雌二醇测定试剂盒（化学发光免疫分析法）	2018-04-11	2019-05-01
YY/T 1590-2018	心型脂肪酸结合蛋白测定试剂盒（免疫比浊法）	2018-02-28	2019-03-01
YY/T 1592-2018	ABO 正定型和 RhD 血型定型检测卡（柱凝集法）	2018-02-28	2019-03-01
YY/T 1593-2018	生长激素测定试剂盒	2018-02-28	2019-03-01
YY/T 1594-2018	人抗甲状腺球蛋白抗体测定试剂盒	2018-04-11	2019-05-01
YY/T 1605-2018	糖化血红蛋白测定试剂盒（胶乳免疫比浊法）	2018-02-28	2019-03-01
YY/T 1611-2018	人类免疫缺陷病毒抗体检测试剂盒（免疫层析法）	2018-12-20	2020-01-01
YY/T 1621-2018	医用二氧化碳培养箱	2018-09-28	2020-04-01
YY/T 1630-2018	医疗器械唯一标识基本要求	2018-12-20	2020-01-01
YY/T 1641-2018	医用生化培养箱	2018-12-20	2020-01-01

注：上述标准收集截止日期为 2019 年 4 月 1 日，其中个别标准在出版前已做更新，最新的国家标准、行业标准，请关注 NMPA 网站的发布信息。关注中国标准网：www. spc. org. cn。

附录 4　体外诊断试剂产品涉及的标准物质

1. 中国食品药品检定研究院标准物质与标准化研究所注册检验用体外诊断试剂国家标准品和参考品目录（第四期，2017 年 11 月 1 日发布）

序号	名称	品种编号	供应情况
1	促甲状腺素（TSH）免疫测定用国家标准品	150530	正常供应
2	促黄体生成素（LH）免疫测定用国家标准品	150531	

序号	名称	品种编号	供应情况
3	促卵泡生成激素（FSH）免疫测定用国家标准品*	150533	
4	人生长激素免疫测定用国家标准品	150534	
5	人绒毛膜促性腺激素 β 亚单位（hCG-β）免疫测定用国家标准品	150535	
6	人胎盘泌乳素（HPL）免疫测定用国家标准品	150536	
7	铁蛋白（Fer）国家标准品*	150540	
8	甲胎蛋白（AFP）免疫测定用国家标准品	150542	
9	前列腺特异性抗原（PSA）免疫测定用国家标准品	150543	
10	游离前列腺特异性抗原（f-PSA）免疫测定用国家标准品	150544	
11	三碘甲腺原氨酸（T_3）免疫测定用国家标准品	150550	
12	甲状腺素（T_4）免疫测定用国家标准品	150551	
13	反三碘甲腺原氨酸（rT_3）免疫测定用国家标准品	150552	
14	胰高血糖素（glucagon）免疫测定用国家标准品	150554	
15	人绒毛膜促性腺激素（HCG）免疫测定用国家标准品	150555	
16	抗甲状腺球蛋白抗体（anti-TgAb）国家标准品	150556	
17	抗甲状腺过氧化物酶抗体（anti-TpoAb）国家标准品	150557	
18	淋病 PCR 试剂盒质控参考品	210015	正常供应
19	HIV 抗体国家参考品	220009	
20	HIV 抗体胶体金类诊断试剂用国家参考品	220013	
21	人类免疫缺陷病毒（HIV）核酸血筛国家参考品	220014	
22	HIV-1 P24 抗原国家参考品	220015	
23	HIV 抗体确证试剂国家参考品	220016	
24	HIV-1RNA 国家参考品	220017	
25	HIV-1 耐药性分析试剂国家参考品	220018	
26	人类免疫缺陷病毒口腔黏膜渗出液抗体国家参考品	220019	
27	HIV 抗体尿液快速检测试剂国家参考品	220020	
28	血吸虫病诊断试剂 IgG 抗体冻干免疫血清用参考品	230019	
29	弓形虫 IgG 诊断试剂检测国家参考品	230023	
30	包虫病 IgG 抗体国家参考品	230029	
31	结核分枝杆菌 PCR 检测试剂盒用国家参考品	230030	
32	结核分枝杆菌利福平耐药基因检测试剂用国家参考品	230033	
33	结核分枝杆菌异烟肼耐药基因检测试剂用国家参考品	230034	
34	恶性疟原虫抗原检测试剂盒用全血国家参考品	230037	

续表

序号	名称	品种编号	供应情况
35	间日疟原虫抗原检测试剂盒用全血国家参考品	230038	
36	梅毒诊断试剂国家参考品（特异性）	240013	
37	华支睾吸虫病 IgG 抗体冻干血清国家参考品	290001	
38	乙型肝炎病毒表面抗原（HBsAg）国家参考品	300003	
39	乙型肝炎病毒表面抗体（HBsAb）国家标准品（定性检测）	300004	
40	乙型肝炎病毒 e 抗原（HBeAg）国家参考品	300005	
41	乙型肝炎病毒 e 抗体（HBeAb）国家参考品	300006	
42	乙型肝炎病毒核心抗体（HBcAb）国家参考品	300007	
43	乙型肝炎病毒 DNA 国家参考品	300009	
44	丙型肝炎病毒抗体国家参考品	300010	
45	戊型肝炎病毒 IgM 抗体国家参考品	300011	
46	丙型肝炎病毒 RNA 国家参考品	300012	
47	丙型肝炎病毒抗体快速检测试剂国家参考品	300013	
48	戊型肝炎病毒 IgG 抗体国家参考品	300014	
49	乙型肝炎病毒表面抗体（HBsAb）国家参考品（定量检测）	300015	
50	乙型肝炎病毒核酸定量国家标准品	300022	
51	丙型肝炎病毒核心抗原检测试剂国家参考品*	300023	正常供应
52	乙型肝炎病毒 e 抗原快速诊断试剂国家参考品*	340001	
53	乙型肝炎病毒 e 抗体快速诊断试剂国家参考品*	340002	
54	乙型肝炎病毒核心抗体快速诊断试剂国家参考品*	340003	
55	乙型肝炎病毒表面抗原快速诊断试剂国家参考品*	340004	
56	乙型肝炎病毒表面抗体快速诊断试剂国家参考品*	340005	
57	人乳头瘤病毒 L1 基因分型参考品	360002	
58	人乳头瘤病毒全基因组分型参考品	360003	
59	巨细胞病毒 IgG 抗体国家参考品*	360004	
60	风疹病毒 IgG 抗体国家参考品*	360005	
61	风疹病毒 IgM 抗体国家参考品*	360006	
62	测序仪性能评价用脱氧核糖核酸国家参考品	360007	
63	高通量测序用外周血胎儿染色体非整倍体（T21、T18 和 T13）国家参考品	360008	
64	人脲原体核酸检测国家参考品	360009	
65	胚胎植入前染色体非整倍体国家参考品	360010	
66	胰岛素样生长因子-1（IGF-1）国家标准品	360011	

续表

序号	名称	品种编号	供应情况
67	尿素、尿酸总蛋白国家标准品	360012	
68	耳聋基因突变检测国家参考品*	360013	
69	地中海贫血核酸检测国家参考品*	360014	
70	BRCA 基因突变检测国家参考品*	360016	
71	第一代 H7N9 禽流感病毒核酸参考品	370001	
72	EB 病毒衣壳抗原 IgA 抗体国家参考品	370002	
73	甲型流感病毒抗原检测试剂国家参考品	370003	
74	乙型流感病毒抗原检测试剂国家参考品	370004	
75	人细小病毒 B19 核酸检测试剂国家参考品	370005	
76	甲/乙型流感病毒核酸检测试剂国家参考品	370006	
77	人细小病毒 B19 IgG 抗体检测试剂国家参考品	370009	
78	扎伊尔型埃博拉病毒核酸检测试剂国家参考品	370010	
79	甲型流感病毒核酸检测试剂国家参考品	370011	
80	乙型流感病毒核酸检测试剂国家参考品	370012	
81	甲/乙型流感病毒抗原检测试剂国家参考品	370013	
82	甲型 H1N1 流感病毒核酸检测试剂国家参考品	370014	正常供应
83	水痘带状疱疹病毒 IgG 抗体检测试剂国家参考品	370018	
84	寨卡病毒核酸检测试剂国家参考品	370019	
85	季节性流感病毒 H3 亚型核酸检测试剂国家参考品	370020	
86	肺炎衣原体 IgG 抗体检测试剂国家参考品	370021	
87	ABO 反定型血型类诊断试剂特异性项目用国家参考品*	370022	
88	人细小病毒 B19 核酸检测试剂国家标准品	370023	
89	高通量测序用肺癌游离脱氧核糖核酸基因突变国家参考品*	370024	
90	高通量测序用肠癌游离脱氧核糖核酸基因突变国家参考品*	370025	
91	抗人球蛋白试剂（抗 C3d）国家参考品*	370027	
92	抗人球蛋白试剂（抗 IgG）国家参考品*	370028	
93	抗人球蛋白试剂（抗 IgG+C3d）国家参考品*	370029	
94	盐酸雷尼替丁化学对照品▲	100163	
95	盐酸普鲁卡因化学对照品▲	100424	
96	加替沙星化学对照品▲	130518	
97	吗啡化学对照品▲	171201	
98	磷酸可待因化学对照品▲	171203	

续表

序号	名称	品种编号	供应情况
99	盐酸甲基安非他明化学对照品▲	171212	
100	苯巴比妥化学对照品▲	171222	
101	地西泮化学对照品▲	171225	
102	奥沙西泮化学对照品▲	171229	
103	盐酸伪麻黄碱化学对照品▲	171237	
104	盐酸纳洛酮化学对照品▲	171239	正常供应
105	盐酸麻黄碱化学对照品▲	171241	
106	盐酸曲马多化学对照品▲	171242	
107	盐酸美沙酮化学对照品▲	171243	
108	盐酸丁丙诺啡化学对照品▲	171244	
109	盐酸纳曲酮化学对照品▲	171249	
110	盐酸氯胺酮化学对照品▲	171257	
111	抗HTLV抗体国家参考品	220003	限制供应,每
112	SARS病毒抗体IgM国家参考品	220010	企业只供
113	SARS病毒抗体（总抗体或IgG）国家参考品	220011	应2套/年

*标识品种为中国食品药品检定研究院2017年11月发布目录新增体外诊断试剂标准物质。

▲标识品种为可用于体外诊断试剂检验的化学对照品。

2. 北京市医疗器械检验所研制的国家标准物质目录（2019年2月18日发布）

序号	编号	名称	定值方法	标准值	不确定度	规格	用途
1	GBW（E）090152	氰化高铁血红蛋白国家二级标准物质	通过紫外可见分光光度法定值,溯源到国家一级标准物质GBW09153	0.5972g/L（相当于血红蛋白浓度为149.9g/L的新鲜血经251倍稀释后的浓度）	0.64%	10ml/支	用于血红蛋白参考方法的质量控制、血红蛋白仪（氰化高铁血红蛋白原理）的校准和质量评价
2	GBW（E）090350	乳酸脱氢酶冻干人血清国家二级标准物质	采用IFCC参考方法,多家实验室协作定值	250.8U/L	2.40%	1ml/支	用于乳酸脱氢酶参考方法的质量控制、乳酸脱氢酶试剂的校准和质量评价
3	GBW（E）090351	总蛋白冻干人血清国家二级标准物质	采用IFCC参考方法,多家实验室协作定值,溯源到SRM927d	58.3g/L	2.60%	1ml/支	用于总蛋白参考方法的质量控制、总蛋白试剂的校准和质量评价

续表

序号	编号	名称	定值方法	标准值		不确定度	规格	用途
4	GBW（E）090437	胱抑素 C 水溶液国家二级标准物质	采用免疫散射比浊和免疫透射比浊法，多家实验室协作定值，溯源到 ERM-DA471	4.47mg/L		5.60%	1ml/支	用于胱抑素 C 测试的相关校准、分析方法确认评价、质量控制
5	GBW（E）090544			3.16mmol/L		2.5%	1.8ml/支	
6	GBW（E）090545	冰冻人血清葡萄糖国家二级标准物质	采用同位素稀释气相色谱-质谱（IDGC-MS）参考方法赋值	7.02mmol/L		2.3%	1.8ml/支	校准测量系统、试剂盒准确度评价、校准品的量值传递、实验室能力比对和验证
7	GBW（E）090546			15.94mmol/L		1.8%	1.8ml/支	
8	GBW（E）090548	冰冻人血清尿素国家二级标准物质	采用同位素稀释气相色谱-质谱（IDGC-MS）参考方法赋值	4.57mmol/L		2.2%	2ml/支	校准测量系统、试剂盒准确度评价、校准品的量值传递、实验室能力比对和验证
9	GBW（E）090547			27.95mmol/L		2.1%		
10	GBW（E）090593	冷冻人血清中肌酸激酶（CK）、乳酸脱氢酶（LDH）、丙氨酸氨基转移酶（ALT）、天门冬氨酸氨基转移酶（AST）、γ-谷氨酰基转移酶（GGT）、α-淀粉酶（AMY）催化活性浓度国家二级标准物质	按照 37℃ 时酶催化活性的一级参考测量程序（IFCC）——第二部分、第三部分、第四部分、第五部分、第六部分、第八部分、第九部分，在紫外分光光度计上和ERM AD452～AD457进行比对定值	CK	608U/L	4.50%	1ml/支	校准测量系统、试剂盒准确度评价、校准品的量值传递、实验室能力比对和验证
				LDH	420U/L	2.30%		
				ALT	89U/L	2.80%		
				AST	217U/L	2.90%		
				GGT	161U/L	2.40%		
				AMY	139U/L	3.90%		
				ALT（不含 P_5P）	信息值72U/L	4.2%		
				AST（不含 P_5P）	信息值157U/L	3.2%		
				ALP	信息值175U/L	2.90%		

续表

序号	编号	名称	定值方法	标准值	不确定度	规格	用途
11	GBW (E) 090621	冷冻人血清钙标准物质	采用同位素稀释 ICP-质谱（ID ICP-MS）参考方法赋值	74.4mg/kg	2.6mg/kg		校准测量系统、试剂盒准确度评价、校准品的量值传递、实验室能力比对和验证
12	GBW (E) 090622			96.5mg/kg	2.6mg/kg	1.5ml/支	
13	GBW (E) 090623			112.6mg/kg	2.6mg/kg		
14	GBW (E) 090624	冷冻人血清硒标准物质	采用同位素稀释 ICP-质谱（ID ICP-MS）参考方法赋值	80.6μg/kg	5.8μg/kg		校准测量系统、试剂盒准确度评价、校准品的量值传递、实验室能力比对和验证
15	GBW (E) 090625			116μg/kg	6μg/kg	1.5ml/支	
16	GBW (E) 090626			134μg/kg	6μg/kg		
17	GBW (E) 090619	冷冻人血清中白蛋白、前白蛋白标准物质	分别使用比色法、免疫比浊法，采用多家实验室协作定值方式定值，溯源到 ERM-DA470	ALB 42.9g/L	1.7g/L	1ml/支	校准测量系统、试剂盒准确度评价、校准品的量值传递、实验室能力比对和验证
				PA 249mg/L	21mg/L		
18	GBW (E) 090620	冷冻人血清中载脂蛋白 A-I 标准物质	使用免疫比浊法，采用多家实验室协作定值方式定值，溯源到 BCR-393	1.30g/L	0.08g/L	1ml/支	校准测量系统、试剂盒准确度评价、校准品的量值传递、实验室能力比对和验证
19	GBW (E) 090925	冷冻人血清中叶酸、胰岛素标准物质	叶酸、胰岛素采用实验室协作方式进行定值。各协作实验室均使用发光免疫比浊法进行标准物质的定值。叶酸溯源到 WHO 03/178，胰岛素溯源 WHO 83/500	叶酸 8.9ng/ml	0.8ng/ml	0.8ml/支	校准测量系统、测定试剂盒准确度评价、常规测量方法产品校准品的量值传递、实验室运行测量程序的质量控制及能力比对和验证等
				胰岛素 11.0μU/ml	0.8μU/ml		

续表

序号	编号	名称	定值方法	标准值		不确定度	规格	用途
20	GBW（E）090931	冷冻人血清中镁、锌、铁、铜标准物质	采用同位素稀释ICP-质谱（ID ICP-MS）参考方法赋值	Mg	0.75mmol/L	0.03mmol/L	1.5ml/支	校准测量系统、试剂盒准确度评价、校准品的量值传递、实验室能力比对和验证
				Zn	9.8μmol/L	0.5μmol/L		
				Fe	17.3μmol/L	0.8μmol/L		
				Cu	（25.8）μmol/L	/		
	GBW（E）090932			Mg	0.98mmol/L	0.03mmol/L		
				Zn	13.0μmol/L	0.5μmol/L		
				Fe	23.2μmol/L	0.8μmol/L		
				Cu	17.1μmol/L	0.5μmol/L		
	GBW（E）090933			Mg	1.22mmol/L	0.03mmol/L		
				Zn	25.3μmol/L	0.5μmol/L		
				Fe	（42）μmol/L	/		
				Cu	26μmol/L	1μmol/L		
21	GBW（E）090934	冷冻人血清中尿酸（UA）标准物质	采用同位素稀释气相色谱–质谱（ID GC-MS）参考方法赋值	224μmol/L		6μmol/L	1.2ml/支	校准测量系统、试剂盒准确度评价、校准品的量值传递、实验室能力比对和验证
	GBW（E）090935			420μmol/L		10μmol/L		
	GBW（E）090936			754μmol/L		22μmol/L		

注：信息值是指证书里没有列出，可作为信息提供的值。

第二部分

体外诊断产品上市后再评价

1

引　言

1.1　目的

随着现代科技的迅速发展和公众日益增强的健康需求，体外诊断（IVD）产品已被广泛应用于疾病的预防、诊断、治疗、监护、康复等医疗卫生领域。IVD产品的广泛应用推动了研发、生产和销售的快速发展。但另一方面，也导致与IVD产品安全性、有效性相关的不良事件大幅增加。根据2017年国家食品药品监督管理总局发布的《国家医疗器械不良事件监测年度报告》显示，全国医疗器械不良事件报告数量持续增长，2017年已突破37万份，其中死亡及严重伤害可疑不良事件报告数量占报告总数的15.4%。

根据《医疗器械不良事件监测和再评价管理办法》（国家市场监督管理总局令第1号）要求，为确保使用者的安全，需要针对上市后医疗器械产品的安全性、有效性，存在或可能存在不可接受风险的医疗器械进行重新评价，即上市后再评价。由于我国的IVD产业尚处于初步发展阶段，针对IVD产品上市后再评价的实施刚刚出台相关政策法规，缺少实践经验的现状，本共识尝试从多个角度对IVD产品上市后再评价进行论述和介绍，以提高全社会相关团体和个人对IVD产品上市后再评价活动的了解和认识，共同促进我国IVD产业的长期、高速和健康发展。

1.2　范围

本共识对于IVD产品的上市后再评价活动的历史、现状、机制和展望等进行了全面论述，并针对IVD产品上市后再评价活动的实际操作过程、方法和要求进行通用性讨论。本共识适合与IVD产品上市后再评价活动相关的IVD产品上市许可持有人（以下简称IVD持有人）、IVD经营企业、IVD产品使用单位、政府管理机构、第三方实验室等团体和个人参考，以了解IVD产品上市后再评价的相关内容，特别对刚进入IVD行业的持有人如何建立企业自身的IVD产品上市后再评价体系，规划新产品的上市后再评价活动具有一定的指导意义。

1.3 术语的定义与解释[①]

医疗器械上市许可持有人（licensing holders of medical devices）：指医疗器械注册证书和医疗器械备案凭证的持有人，即医疗器械注册人和备案人。

严重伤害（serious injury）：指有下列情况之一者——①危及生命；②导致机体功能的永久性伤害或者机体结构的永久性损伤；③必须采取医疗措施才能避免上述永久性伤害或者损伤。

注：严重伤害也被认为是健康状态的严重恶化。

永久性损伤（permanent impairment）：指对人体结构或功能的不可恢复的损伤，较小的损伤除外。

永久性损坏（permanent damage）：指对人体结构或功能的不可恢复的损坏，较小的损坏除外。

医疗器械不良事件（medical devices adverse event）：指已上市的医疗器械，在正常使用情况下发生的，导致或者可能导致人体伤害的各种有害事件。

群体医疗器械不良事件（group medical device adverse events）：指同一医疗器械在使用过程中，在相对集中的时间、区域内发生的，对一定数量人群的身体健康或者生命安全造成损害或者威胁的事件。

医疗器械不良事件监测（medical device adverse events monitor）：指对医疗器械不良事件的收集、报告、调查、分析、评价和控制的过程。

医疗器械重点监测（key monitoring of medical devices）：指为研究某一品种或者产品上市后风险情况、特征、严重程度、发生率等，主动开展的阶段性监测活动。

医疗器械再评价（re-evaluation of medical devices）：指对已注册或者备案、上市销售的医疗器械的安全性、有效性进行重新评价，并采取相应措施的过程。

纠正措施（corrective action）：指消除导致已发现的不符合或其他非预期情况的原因，并防止再次发生的行动。

预防措施（preventive action）：指消除潜在可能导致的不符合或其他非预期情况的原因，并防止发生的行动。

现场安全纠正措施（field safety corrective action）：指由医疗器械生产企业实施的，针对已上市医疗器械产品的，用于减少与产品使用相关的死亡和严重伤害风险的行为。

---

① 术语摘自《医疗器械不良事件监测和再评价管理办法》，或修改自 ISO 9000：2000《质量管理体系 基础和术语》。

2

医疗器械产品上市后再评价概述

2.1 上市后再评价的定义和目的

2.1.1 上市后再评价的定义

根据《医疗器械不良事件监测和再评价管理办法》，医疗器械产品（包括 IVD 产品）上市后再评价是指对已注册或者备案、上市销售的医疗器械的安全性、有效性进行重新评价，并采取相应措施的过程。它包括医疗器械产品上市后，以医疗器械上市许可持有人为主要责任者和实施者，由医疗器械上市许可持有人（以下简称为医疗器械持有人）、IVD 产品使用单位（医院、第三方实验室及其他医疗卫生机构）、医疗器械经营企业和国家医药卫生督管理机构共同参与和实施的，针对产品出现的或可能出现的不良事件，而进行的主动研究、持续跟踪、评价、及时反馈，并采取措施进行预防、纠正和改进，以尽可能减少医疗器械产品使用风险和保证公共医疗卫生安全的全部过程。

导致上市后再评价过程启动的原因：

（1）根据《医疗器械不良事件监测和再评价管理办法》规定的情形应当展开上市后再评价。

（2）医疗器械不良事件监测、评估结果表明医疗器械可能存在缺陷的。

（3）根据科学研究的发展，对医疗器械的安全性、有效性有认识上改变的。

（4）生产企业通过产品设计回顾性研究、质量体系自查结果、产品阶段性风险分析，以及有关医疗器械安全风险研究文献等获悉发现存在安全隐患的。

2.1.2 上市后再评价的目的

医疗器械产品的上市后再评价通过上市后主动再评价，以及不良事件监管、上报、调查和处理等手段，从而达到减少医疗器械产品的潜在伤害，最终维护个人和公共健康的目的。

在当今世界的任何一个国家，每种医疗器械产品的上市销售都需要通过极其严格的审批过程，审批通过后才被获准上市。产品上市也意味着对其进行上市后安全性再评价和监管活动的开始。正是由于上市前审批和上市后再评价监管的相互衔接，使医疗器械能从研究设计到上市使用，直至更新换代的全过程，都能在尽可能大的程度上维护公众健康安全。上市后安全性监测信息和评价结果不仅能促进医疗器械产品的安全使用，同时也能在很大程度上促进和支持上市前审批过程提升。

2.2　上市后再评价的重要性

生物医学科技水平的提高，医疗器械的广泛使用，极大满足了广大人民群众日益增强的健康需求，在疾病预防、诊断治疗、康复护理等医疗卫生领域做出了极大的贡献。但是，医疗器械在给人们带来健康和便利的同时也存在着一定的潜在使用风险。医疗器械被批准上市，虽然已经过系统的上市前开发、验证和风险评价，以及严格的审批过程，认为其已知风险和已知收益相比已经被控制在一个可以被接受的水平。但是由于上市前研究存在时间短、观察病例少的问题，其使用的风险仍然存在。同时，随着使用年限的增加，一些上市前未能被准确评估的设计缺陷、环境适应性等问题也可能增加，因此 WHO 和各国的医药卫生管理机构在完善上市前审批制度的同时，越来越重视医疗器械产品的上市后监管和评价。

当前我国医疗器械行业正处于快速发展时期，也是医疗器械风险高危时期。但是我国与医疗器械产品相关的立法过程却无法与行业的快速发展相匹配。因此，健全医疗器械产品上市后再评价体系以最大限度地降低产品使用风险，保障产品使用安全已成为当务之急。

IVD 产品作为医疗器械产品的重要组成部分，在个人健康和公共健康方面发挥着至关重要的作用。对患者的个体化管理往往取决于可靠且精确的 IVD 检测系统。在确定临床诊断和治疗方案时，如筛选用于输血的血液、血制品或用于移植的人类器官、组织等过程中，适用的 IVD 检测系统能够协助医生做出尽可能正确的判断，从而达到更好的治疗效果。同样，用于检测病原体的 IVD 产品对于控制疾病传播及适当分配有价值且有限的资源（如药物、实验室检测、临床专业人员）至关重要。因此，不正确的测试结果可能带来严重的健康后果。

2.3 国外医疗器械上市后再评价的历史及现状

2.3.1 美国医疗器械上市后监管的发展历史

美国是世界上最大的医疗器械生产国和消费国。美国医疗器械的生产占全球3500亿美元市场中20%的份额,医疗器械的消费量占全球的40%以上。美国也是世界上最早建立并实施医疗器械上市后监管体系的国家,具有成熟的上市后监管体系与运行经验,值得我国在建立和完善医疗器械上市后监管体系的过程中借鉴与学习。表2.2.1为1991年美国食品与药品管理局(FDA)统计的不良事件依据分类及原因进行的分析,表明美国在医疗器械上市后监管方面具有全球相对较成熟的运行体制与运行经验。

表 2.2.1 美国 1991 年医疗器械不良事件分析(单位:件)

	死亡			严重伤害		
	Ⅱ类	Ⅲ类	合计	Ⅱ类	Ⅲ类	合计
年数量	555	475	1030	4391	11 794	16 285
设计缺陷数量	105	59	164	330	1881	1211
避免数量	23	13	36	72	564	663
纠正数量	38	21	59	139	790	926

2.3.2 美国医疗器械上市后监管机构的组成

FDA 是美国唯一的医疗器械管理机构,其基本职责是帮助安全有效的产品尽快上市并继续监测产品上市后的安全性,以促进和保护公众健康。其中医疗器械上市后监管工作由医疗器械和放射健康中心(CDRH)主要负责。FDA 将医疗器械按照风险等级进行分类管理,其中Ⅰ类的风险最低,对其实施普通管理;Ⅱ类的风险相对较高,要求大多数Ⅱ类医疗器械根据美国食品药品和化妆品法案(FD&C Act)中的510(k)条款的规定提交上市前通告,即俗称的510(k)。对于风险最高的Ⅲ类医疗器械,由于使用中的故障可能导致对使用者或者其他人员的严重伤害甚至死亡,FDA 要求所有的Ⅲ类医疗器械采取上市前审批(PMA)制度。

2.3.3 美国医疗器械上市后监管行动的实施

美国医疗器械上市后监管行动主要分为三大类,包括主动行动、被动行动和基于质量管理体系的检查(图 2.2.1)。主动行动主要包括上市后监测研究(由 FD&C Act 第 522 部分规定)、理论研究、注册表和数据库研究等在风险发生之前的预防性措施，被动行动主要包括医疗器械不良事件报告（medical device reporting，MDR）和医疗器械监测网（Med Sum）监测，基于质量管理体系的检查则主要审查医疗器械生产企业对于客户投诉的处理情况。

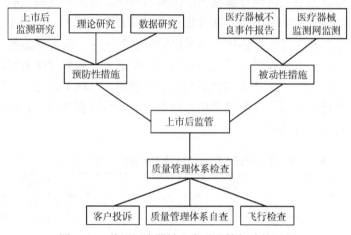

图 2.2.1　美国医疗器械上市后监管行动的运行

2.3.3.1　上市后监测研究

对于风险相对较高的Ⅱ类和Ⅲ类医疗器械，FDA 要求医疗器械生产企业进行医疗器械的上市后监测研究，主要包括医疗器械生产企业主动、系统地收集已上市医疗器械产品的相关数据，并对数据进行科学有效的分析，以预判可能发生的不良事件、预测不良事件的实际发生率等。医疗器械生产企业应将研究计划提交FDA 审批，FDA 将对企业拟订的上市后监测研究计划进行指导，此指令性文件又称为 522 上市后研究监测信（522 Order，由 FD&C Act 第 522 部分规定）。值得注意的是，在医疗器械生命周期的任何一个阶段 FDA 都有可能下达监测信，医疗器械生产企业应在收到监测信起 30 天内提交上市后监测研究计划，并报 FDA 批准。医疗器械生产企业应按照 FDA 的要求提交上市后监测研究报告。

2.3.3.2　理论研究与数据库研究

2013 年 CDRH 建立了上市后监测的两大有力工具，即唯一设备识别码（unique device identifier，UDI）和医疗器械临床疾病登记制度。UDI 是追踪所有医疗器械从生产到使用的唯一条形码，FDA 首次要求用于支持、维持生命的设备或永久性植入设备在 2020 年前完成 UDI 的制作与上传工作，以确保产品从生产开始到使用周期结束的追溯性，减少安全风险。UDI 与保险业数据库（如美国医疗保险和医疗救助服务中心，CMS）、电子健康记录系统（HER）和官方监管数据等结合，可以收集医疗器械日常使用过程中的大部分数据。医疗器械临床疾病登记制度是针对常规情况以外的对特定时期、特定人群和特定疾病的健康状况、临床路径、治疗和用药方案等信息的收集与整理，可以捕捉到常规情况途径下难以获得的其他细节，是对 UDI 制度的有力补充。

FDA 逐步建立并完善了 UDI 全球数据库（global unique device identifier database，GUDID），其中明确列出了大量医疗器械的流通和相关使用信息。FDA 还建立了基于流行病学网络（medical device epidemiology network，MDEpiNet）的医疗器械注册登记专案组，例如，国家乳房植入物登记组织和血管病国际合作组织，以充分利用整合资源，加强对医疗器械上市后预期风险的研究和预防。

2.3.3.3 医疗器械不良事件报告制度

FDA 明确规定，医疗器械生产企业在接到医疗器械事故、引起严重伤害甚至死亡的投诉时应向 FDA 报告，包括医疗器械的国外生产商。医疗器械生产企业是保证产品安全的第一责任人，企业应当设立专门机构处理接到的不良事件报告与投诉。在美国，FDA 接到的医疗器械不良事件报告总数的 90%以上由医疗器械生产企业提交。FDA 对企业违规行为的行政处罚手段包括发警告信、扣押产品、对违规公司提起诉讼、召回产品等。其中召回产品可由 FDA 律师向法院申请强制执行。

2.3.3.4 基于质量管理体系的检查

FDA 规定，对于 Ⅰ 类医疗器械，每四年检查一次质量管理体系；对于 Ⅱ 类和 Ⅲ 类医疗器械，每两年检查一次质量管理体系。当收到不良事件报告、纠正性措施、召回信息、上市前数据审查等报告时，FDA 可以随时对医疗器械生产企业的质量管理体系进行检查。

2.3.4 日本医疗器械上市后监管现状

日本医疗器械市场规模仅次于美国，居全球第二。对于进口医疗器械及自产医疗器械，日本较早地建立起了一套完善的监管制度，使医疗器械市场能够稳定地运行。

2.3.4.1 日本医疗器械监管机构的组成

日本医疗器械监管工作主要由两个部门负责，厚生劳动省（MHLW）与药品和医疗器械管理局（PMDA）。厚生劳动省主要负责医疗器械生产、销售和上市的许可认证，提供医疗保险、医疗服务，保障药品和医疗器械安全等，角色类似于我国的国家药品监督管理局。药品和医疗器械管理局主要负责药品和医疗器械认证审查，提供安全对策及被害救济等工作。

2.3.4.2 日本医疗器械上市后再评价机制

日本医疗器械上市后再评价机制主要由厚生劳动省、药品和医疗器械管理局、医疗器械使用单位及医疗器械生产企业四部分组成。医疗器械使用单位将安全性信息，如不良事件，提供给厚生劳动省，厚生劳动省与药品和医疗器械管理局开展对信息的分析与评价后，告知医疗器械生产企业，并对企业的风险控制措施进行指导。企业调查分析后，将解决方法或风险控制措施反馈给医疗器械使用单位，最终达到控制风险的目的（图2.2.2）。

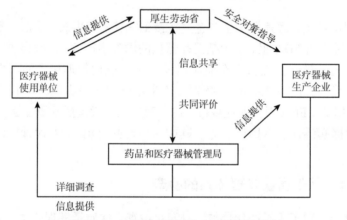

图 2.2.2　日本医疗器械上市后再评价机制

医疗器械不良事件报告有纸质报告和电子上报两种方式，纸质报告可以通过邮寄或者传真的方式发送，电子上报系统有医疗器械生产企业和使用单位上报入口。

2.3.4.3 日本医疗器械不良事件的处理

医疗器械生产企业或使用单位上报的医疗器械不良事件报告，由 PMDA 相关负责人员进行评价，根据评价结果考虑是否举行医疗器械生产企业听证会或专家听证会，以确定采取相应的安全措施。最终结果将全部反馈给医疗器械生产企业及不良事件报告者。报告者评估监管部门的反馈结果，如结果合理则企业采取整改措施，若 PMDA 与企业不能达成一致，则通过讨论、开会的形式保持沟通。

2.4　中国医疗器械上市后再评价的发展

2.4.1　中国医疗器械上市后再评价的发展历程

2000 年 1 月 4 日中华人民共和国国务院令第 276 号首次颁布实施了《医疗器械监督管理条例》。该条例中明确规定"国家对医疗器械实施再评价及淘汰制度","对不能保证安全、有效的医疗器械,由省级以上人民政府药品监督管理部门撤销其产品注册证书。被撤销产品注册证书的医疗器械不得生产、销售和使用,已经生产或者进口的,由县级以上地方人民政府药品监督管理部门负责监督处理"。由此揭开了我国对医疗器械进行上市后再评价的序幕。

2001 年,医用聚丙烯酰胺水凝胶、角膜塑型镜等医疗器械产品的安全性问题引发社会对于医疗器械产品使用安全的广泛关注。次年 12 月,由国家食品药品监督管理总局牵头,在北京、上海两个直辖市和广东省等地区开展医疗器械不良事件监测试点工作。通过试点加强了对建立医疗器械上市后再评价监测制度的重要性和紧迫性的认识,为医疗器械不良事件报告体系的建立,相关管理模式和工作程序制定打下了坚实的基础。同时也在全国锻炼和培养了一支医疗器械不良事件监测的管理队伍、技术队伍和专家队伍。此后,医疗器械不良事件监测工作在全国全面启动。

2004～2006 年,国家食品药品监督管理总局先后发布了《关于印发医疗器械不良事件监测试点工作总结和医疗器械不良事件监测近期工作安排及技术要求的通知》和《关于进一步加强医疗器械不良事件监测有关事宜的公告》,提出了医疗器械不良事件监测和召回工作的程序与技术要求,初步建立了个例报告和企业汇总报告制度。在《医疗器械注册管理办法》《医疗器械生产监督管理办法》《医疗器械经营监督管理办法》等政策法规中,也对医疗器械不良事件监测做出了相应规定。2007 年国务院颁布的《关于加强食品等产品安全监督管理的特别规定》中进一步强调了企业上市后主动评价相关行为的重要性和必要性。2008 年 12 月,卫生部和国家食品药品监督管理总局联合印发了《医疗器械不良事件监测和再评价管理办法（试行）》。2014 年新修订的《医疗器械监督管理条例》中也将医疗器械再评价、不良事件报告和召回制度作为上市后监管的三个主要手段。

2018 年 8 月 31 日,国家市场监督管理总局和国家卫生健康委员会联合发布《医疗器械不良事件监测和再评价管理办法》,并于 2019 年 1 月 1 日起正式施行。这一系列政策法规的发布为我国全面建立和完善医疗器械不良事件监测和再评价体系提供了法律依据,使该项工作进入了一个新的历史发展阶段。

几年来,按照"围绕一个目标,注重两个借鉴,建立三个体系,实现四个结合"的基本思路，各级食品药品监管部门按照统一部署，建立或确定相关内设机构，开展医疗器械不良事件监测技术和管理工作，并与卫生等行政主管部门建立了良好的协调和合作机制。目前，国家市场监督管理总局和 31 个省、自治区、直辖市均已建立医疗器械不良事件监测技术机构，解放军、新疆生产建设兵团等也成立了监测中心，部分省、自治区、直辖市还建立了省级以下监测技术机构，不良事件监测专职队伍和不良事件兼职评价员、信息员等队伍陆续形成。报告数量、质量和分析评价水平逐步提高，在医疗器械监督管理工作中发挥了日益显著的作用。

2.4.2　现状及问题

2.4.2.1　不良事件报告概况

我国医疗器械不良事件报告与处理的现状，可参考国家药品监督管理局发布的国家医疗器械不良事件年度检测报告。本共识中以 2017 年度数据为例进行说明。

根据《国家医疗器械不良事件监测年度报告（2017 年度）》，2013～2017 年全国可疑医疗器械不良事件报告数量呈逐年上升趋势（图 2.2.3）。

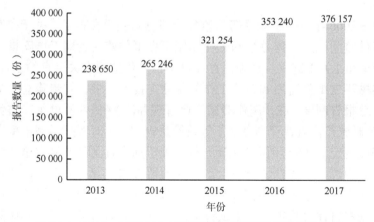

图 2.2.3　2013～2017 年全国可疑医疗器械不良事件报告数量

2.4.2.2　不良事件报告来源

截至 2017 年 12 月 31 日，在全国医疗器械不良事件监测系统中，注册基层用户（包括医疗器械生产企业、经营企业和使用单位）共 253 250 家。其中，医疗器械生产企业、经营企业和使用单位数量及占比见图 2.2.4。

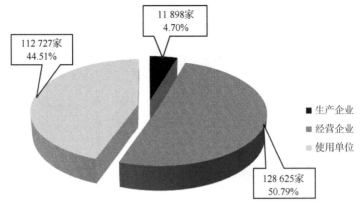

图 2.2.4　2017 年全国医疗器械不良事件监测系统注册基层用户情况

　　从报告来源进行统计，2017 年全国上报的可疑医疗器械不良事件报告数量（按报告单位来源划分）及比例如表 2.2.2 所示。总体来看，不良事件报告仍主要来源于使用单位，其次来源于经营企业。生产企业提交的报告所占比例不足 3%，与其器械使用安全第一责任人的地位不符，其履行职责的自觉性有待提高。

表 2.2.2　2017 年医疗器械不良事件报告来源情况

来源	数量（份）	比例（%）
生产企业	8 655	2.30
经营企业	40 754	10.83
使用单位	326 622	86.83
个人	120	0.03
未填写	6	0.00

2.4.2.3　不良事件伤害程度统计

　　从事件伤害程度来看，在 2017 年收到的全国可疑医疗器械不良事件报告中，按严重程度划分，数量及比例如图 2.2.5 所示。2017 年，各类伤害程度的报告所占比例与 2016 年基本一致。共收到死亡可疑不良事件报告 211 份，严重伤害可疑不良事件报告 57 754 份，共计 57 965 份，比 2016 年增长了 10.38%（图 2.2.6）。

　　按医疗器械管理类别统计分析，各类医疗器械涉及不良事件数量及比例如图 2.2.7 所示。数据显示，涉及Ⅲ类和Ⅱ类医疗器械的报告占绝大多数，这与医疗器械风险程度高低相吻合。

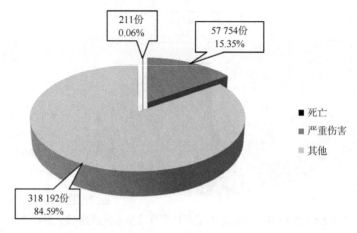

图 2.2.5 2017 年医疗器械不良事件报告事件伤害程度情况

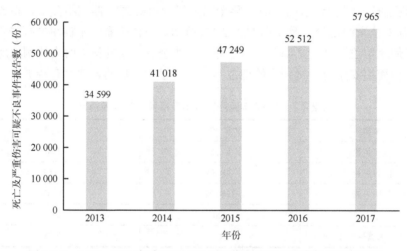

图 2.2.6 2013～2017 年全国死亡及严重伤害可疑不良事件报告数比较

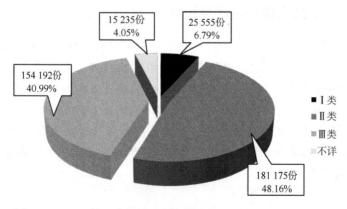

图 2.2.7 2017 年医疗器械不良事件报告涉及产品管理类别情况

2.4.2.4　数据反映的问题

（1）我国医疗器械产业处于高速发展阶段，与之相对应，医疗器械（包括 IVD 试剂）的使用安全性问题也非常突显。医疗器械产品上市后再评价和监测体系的健全完善需求非常迫切。

（2）当前我国针对医疗器械产品（包括 IVD 试剂）的上市后再评价体系仍然以不良事件的监测与反馈为主，上市后主动的评价和研究行为相对缺失。

（3）医疗器械生产企业作为产品使用安全第一责任人，在现行体系中，无论是不良事件的上报，还是上市后研究，都缺乏主动性。

（4）对于 IVD 试剂，我国的医疗器械产品上市后再评价和监测体系还没有将其与其他医疗器械分开处理，并予以足够的重视。

（5）由于认识不充分，缺乏教育、宣传，缺乏上报激励机制等原因，社会各界上报不良事件的积极性、主动性不高。

2.5　中国体外诊断产品上市后再评价的现状

IVD 试剂和设备在国外统一称为 IVD 医疗器械，归属于医疗器械的一部分。在我国，IVD 试剂是指可单独使用或与仪器、器具、设备或系统组合使用的，在疾病的预防、诊断、治疗监测、预后观察、健康状态评价及遗传性疾病的预测过程中用于对人体样品（体液、细胞、组织样品等）进行体外检测的试剂、试剂盒、校准品和质控品等产品。由于医疗器械门类广泛，其安全性表现特征不一，因此在统一的法规框架下，对一些特殊类型的产品，必须采用更具针对性的监测方法。例如，对 IVD 试剂而言，其主要技术特征在于其准确性、灵敏性和特异性。然而，缺乏有效的校准机制和规范，往往会直接导致诊断试剂显示数值不准确，或者诊断结果出现假阳性、假阴性，造成错误诊断和错误治疗。

国家医药卫生监督管理机构对于医疗器械产品的上市后再评价工作日益重视，近年来不断通过发布新的法律法规来加强管理和监督。但总体来说，IVD 在我国仍然属于新兴行业，对上市后再评价的监督管理也刚刚起步，这成为 IVD 产品持有人对于产品上市后再评价缺乏积极主动性的主要因素之一。IVD 产品持有人作为 IVD 产品的生产者和受益者，理应承担起对产品的责任。但就我国情况来看，通过对上市后医疗器械不良事件监测来控制风险的方法尚未完善。2017 年全国上报的可疑医疗器械不良事件报告中，IVD 持有人、经营企业报告数量不足 20%。

另外，IVD 产品上市后再评价的监督管理体系尚未完善。某些地方的医疗器械不良事件监测工作仍停留在被动收集和转报阶段，开展主动监测和深入调查的力度不够，无法获得有效的信息。有些仓促发布的不良事件监测信息没有经过规范、科学的整体评价和趋势分析，难以发挥真正的指导作用。同时，生产企业、经营企业和医疗机构之间缺乏互动交流，监管方既无法使监测信息得到提炼，也无法发挥管理的促进作用。此外，还有一种现象，就是许多不良事件信息无法反馈给产品注册、标准制定、质量体系检查等工作人员，从而难以全面发挥应有的作用。

从上述现象来看，我国对 IVD 产品上市前评估的工作尚未形成成熟的、系统化的流程，上市后再评价的监督管理仍有很大的改进空间。

3

体外诊断产品上市后再评价体系现状

3.1　体外诊断产品上市后再评价的适用范围和特点

3.1.1　体外诊断产品上市后再评价的适用范围

当前在中国市场上销售使用的 IVD 产品按检测对象分为血液学检测类、生化检测类、电解质及血气检测类、免疫检测类、分子生物学检测类、血细胞检测类、尿液检测类和微生物检测类，共八大类。每一类产品通常都包括与检测目的相适应的仪器设备和专用试剂。

由于 IVD 类医疗器械通常不与人体直接接触，仅使用采集自人体的各种标本（体液、细胞、组织标本等），对其中的特定目标物质或结构进行检测。所以 IVD 类医疗器械的使用安全性相对较高。但上述所有产品仍然可能由于本身的性能不达标或失效而造成检测结果不准确，进而引起严重的医疗不良事件。因此，上述所有类别的 IVD 产品都应该属于上市后再评价的适用范围。

3.1.2　体外诊断产品上市后再评价的特点

区别于其他医疗器械，IVD 产品以使用采集自人体的标本（体液、细胞、组织标本等）在体外进行检测为主要形式。使用过程中，与这些产品直接接触的通常是经过专业训练的人员。因此，在产品的使用过程中可能出现的安全问题主要包括：

（1）可能导致检测结果偏移或错误的外部因素，例如，可影响结果准确性和精密度的干扰、环境影响、错误操作等。

（2）可能导致检测结果偏移或错误的内部因素，例如，在特定情况下受外部影响而改变特性的原料，不够合理或易受影响的产品设计等。

（3）可能导致使用者处于危险境地的因素，例如，不合理而可能造成危险的产品设计；因风险分析不足而易受环境影响，造成安全隐患的产品设计或部件等。

因此，对 IVD 产品的上市后再评价工作，应该主要针对以上三个方面的因素来开展。

另一方面，IVD 产品通常以单独使用的试剂（往往包含必需的支持物）或试剂及与之配套的检测设备的形式存在，因此试剂的有效性对于检测结果的准确性至关重要。而这些试剂通常由少则数种、多则几十种的化学物质和生物活性物质组成。特别是生物活性物质，必须在特定的低温条件下保存。同时，这些生物活性物质的存在，使 IVD 试剂即使在指定的低温保存条件下也仅具有极其有限的有效期。超过产品标称有效期，IVD 试剂的性能将不再稳定，其使用安全性也将不再被保证。这将成为 IVD 产品上市后再评价工作的一个非常重要的前提，也是对 IVD 试剂产品安全不良事件界定的前提之一。

除上述安全风险外，IVD 产品可能随检验医学的发展、疾病病理研究的进展、监测条例的变化及国家法规的完善等，在实际使用过程中无法满足预期要求，不符合临床实际需求，从而导致检测结果的延迟、错误及无效，未能达到辅助医疗诊断的目的。虽然造成安全风险的可能性很低，但是也应涵盖在上市后再评价的工作中，并以持有人及经营企业主动监测的形式，构成产品上市后再评价的重要组成部分。

3.2　体外诊断产品上市后再评价的体系构成

3.2.1　中国现行体外诊断产品上市后再评价体系的构成

中国现行 IVD 产品并无单独的上市后再评价体系，对于 IVD 产品的上市后再评价工作与其他医疗器械产品的上市后再评价基本一致。整个上市后再评价体系由四大责任主体及其针对 IVD 产品的上市后使用安全性、有效性所实施的研究、调查、监测、报告和处理过程构成（图 2.3.1）。

现行体系中的四大责任主体包括作为管理和监督机构的国家药品监督管理局（包括其下属的各级药品监督管理局及指定的国家、省、市各级监测机构），作为产品生产方和负有最大产品安全职责的 IVD 产品持有人和生产企业，作为产品使用者和处于不良事件反馈第一线的产品用户，以及作为 IVD 产品市场主要渠道和重要反馈中介的经营企业。

以上四大责任主体也是当前中国整个 IVD 行业的主体，其囊括了 IVD 产品的研发、生产、销售、使用和监督管理的所有环节，因此在产品上市后再评价体系中各自承担着极其重要的职责。

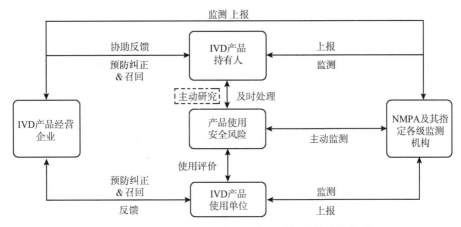

图 2.3.1 中国现行 IVD 产品上市后再评价体系的构成

3.2.2 上市后再评价的责任主体职责

IVD 产品上市后再评价应涉及所有 IVD 产品的利益相关者，包括国家监管部门、IVD 产品持有人、IVD 产品经营企业和 IVD 产品使用单位（终端用户）。这些责任主体在整个上市后再评价体系中各自具有明确的职责。主要围绕上市后在 IVD 产品使用中观察到的现象和问题，以持有人为核心，实现上市后再评价的信息收集、上报，问题分析和纠正预防措施的实施等环节。

3.2.2.1 体外诊断产品使用单位的职责

IVD 产品使用单位应严格按照 IVD 产品生产企业的使用指南来操作和使用 IVD 产品，以维护其质量、安全和性能。

IVD 产品使用单位应根据 GB/T 22576.1-2018《医学实验室 质量和能力的要求 第 1 部分：通用要求》指定的原则建立并维护本单位（医学实验室）的质量管理体系，包括：组织、人员、设备、采购和库存、过程控制（质量控制）、信息管理、文件和记录（标准操作程序、标准化工作表、报告）、事件管理、评估（外部质量评估和监督）、过程改进、客户服务、设施和安全（ISO 15189：2012《医学实验室 质量和能力的要求》可作为参考原则）。

IVD 产品使用单位必须根据 IVD 产品持有人提供的使用说明建立适当的 IVD 产品的使用和贮存环境，应对使用和贮存环境实施必要的监控，以保证 IVD 产品的使用和贮存在 IVD 产品持有人提供使用说明要求的适当环境下进行。

IVD 产品使用单位对 IVD 产品使用过程中影响使用的质量信息应进行记录，并及时向 IVD 产品持有人反馈，以便 IVD 产品持有人开展产品上市后主动评价的信息收集工作。

对 IVD 产品持有人针对在用 IVD 产品发布的忠告性通知,IVD 产品使用单位应认真学习并执行, 还应积极配合 IVD 产品持有人发起的主动产品召回行为, 并提供已使用的相关召回产品的必要信息。

IVD 产品使用单位应主动向 IVD 产品持有人和监测机构报告与其相关的任何 IVD 产品的不良事件。如果出现中度及以上不良事件, 还应该向国家药品监督管理机构进行事件报告, 同时应按要求建立并保存 IVD 产品不良事件监测记录。

IVD 产品使用单位应通过确定问题产品相关要素如批次号、有效期限、贮存温度等和可能的原因如产品质量、安全和性能、使用错误和异常使用等, 充分记录, 以协助 IVD 产品经营企业、持有人、国家药品监督管理机构客观、真实、全面地掌握不良事件的相关信息。

IVD 产品使用单位应主动配合在国家监管部门监督下实施的相关不良事件监测、重点监测及再评价活动, 以确认 IVD 产品仍然符合规范, 没有因不合理的贮存和运输条件受到不良影响。

3.2.2.2 体外诊断产品持有人 (生产企业) 的职责

IVD 产品持有人 (生产企业) 的职责主要包括三大部分。首先, 根据国际和我国相关行业标准, IVD 产品持有人 (生产企业) 应承担以下职责:

IVD 产品持有人 (生产企业) 应尽可能地遵守 ISO 2859:2020《按属性检验的抽样程序》和 ISO 3951:2013《按变量检验的抽样程序》等国际标准, 以及《医疗器械监督管理条例》和《医疗器械注册管理办法》等国内法规政策, 以验证其生产的每一批产品的安全性、质量和性能。

IVD 产品持有人 (生产企业) 有义务按照 YY/T 0287-2017《医疗器械 质量管理体系 用于法规的要求》, 发布包含其各批次产品质量控制信息的声明, 其中必须包含对于产品的足够的监控和测量以及符合商定的验收标准的证据。如果产品的某些关键组件是医疗器械生产企业通过购买获得的, 这些组件必须被验证以确保它们满足特定的采购标准。此外, 必须有一个用来防止产品预期外使用或交付的程序, 来识别和控制不符合要求的产品。

其次, 根据《医疗器械不良事件监测和再评价管理办法》, IVD 产品持有人 (生产企业) 还应承担以下职责:

IVD 产品持有人 (生产企业) 应注册为国家医疗器械不良事件监测信息系统用户, 主动维护其用户信息, 报告 IVD 产品不良事件。持有人应持续跟踪和处理监测信息; 产品注册信息发生变化的, 应在系统中立即更新。

IVD 产品持有人 (生产企业) 应按照医疗器械不良事件监测和再评价管理的要求建立不良事件监测的程序并形成文件, 明确不良事件管理人员职责, 确定医疗器械不良事件收集方法，明确医疗器械不良事件报告原则、上报程序和时限。

IVD 产品持有人（生产企业）应公布电话、通讯地址、邮箱、传真等联系方式，指定联系人，主动收集来自 IVD 产品经营企业、使用单位、使用者等的不良事件信息；对发现或者获知的可疑 IVD 产品不良事件，持有人应直接通过国家医疗器械不良事件监测信息系统进行 IVD 产品不良事件报告与评价，并上报群体医疗器械不良事件调查报告及定期风险评价报告等。

IVD 产品持有人（生产企业）应对收集和获知的 IVD 产品不良事件监测信息进行分析、评价，主动开展 IVD 产品安全性研究。对附条件批准的 IVD 产品，持有人还应当按照风险管控计划开展相关工作。同时应当按要求建立并保存 IVD 产品不良事件监测记录。

同时，IVD 产品持有人（生产企业）有义务根据自身产品的特点，建立一套针对上市后产品进行主动评价和研究的机制与程序。建立专门的部门，或以临时项目组形式，按既有程序对已上市的产品开展主动研究。通过产品上市后在实际使用中的表现，主动评价其安全性、有效性，以减少或避免不良事件的发生。

IVD 产品持有人（生产企业）更应主动收集上市后 IVD 产品使用过程中存在的质量信息，并及时进行分析和评价；如果发现存在或可能存在使用安全隐患，应及时采取适当的纠正预防措施，以排除或尽可能降低安全风险，直至发起主动产品召回。

3.2.2.3　体外诊断产品经营企业的职责

IVD 产品经营企业应注册为国家医疗器械不良事件监测信息系统用户，主动维护其用户信息，报告 IVD 产品不良事件。经营企业应持续跟踪和处理监测信息；产品注册信息发生变化的，应在系统中立即更新。

IVD 产品经营企业应协助持有人建立 IVD 产品不良事件监测管理制度，还应该任命一位负责人应对上市后监测，收集和评估上市后监测信息和协调与不良事件相关的所有措施。此人负责与终端用户、国家药品监督管理机构和监测机构交换上市后监测信息。

IVD 产品经营企业发现或者知悉应报告的 IVD 产品不良事件后，应按照《医疗器械不良事件监测和再评价管理办法》的要求和时限，及时告知持有人，并通过国家医疗器械不良事件监测信息系统报告。暂不具备在线报告条件的，应通过纸质表向所在地县级以上监测机构报告，由监测机构代为在线报告。同时应按要求建立并保存医疗器械不良事件监测记录。

IVD 产品经营企业应协助持有人处理与投诉（包括不良事件）相关的所有类型的报告，包括初始/跟踪/最终的持有人调查报告，根本原因分析报告，纠正措施/预防行动计划，任何现场安全纠正措施和现场安全通知，年度上市后监测总结报告。

对 IVD 产品持有人针对在用 IVD 产品发布的忠告性通知,IVD 经营企业应积极协助 IVD 产品使用单位学习并执行。还应积极配合 IVD 产品持有人发起的主动产品召回行为,并提供已使用的相关召回产品的必要信息。IVD 产品经营企业应建立适当的程序来促进场地安全纠正措施,包括指定的人员,以及保持记录来促进对许多分销到用户的 IVD 试剂或设备的追溯。

3.2.2.4　政府监管机构的职责

国家市场监督管理总局下属的国家药品监督管理局是卫健委指定的、负责全国医疗器械不良事件监测和再评价管理工作的单位。

国家药品监督管理局及各级药品监督管理局应根据《医疗器械不良事件监测和再评价管理办法》中所确定的职责,负责本辖区内不良事件和再评价的监督管理工作,并会同同级开展辖区范围内影响较大并造成严重伤害或者死亡及其他严重后果的群体医疗器械不良事件的调查和处理,依法采取紧急控制措施。

上级药品监督管理部门指导与监督下级药品监督管理部门开展医疗器械不良事件监测和再评价的监督管理工作。

国家监测机构负责接收持有人、经营企业及使用单位等报告的医疗器械不良事件信息,承担全国医疗器械不良事件监测和再评价的相关技术工作;负责全国医疗器械不良事件监测信息网络及数据库的建设、维护和信息管理,组织制定技术规范和指导原则,组织开展国家药品监督管理局批准注册的医疗器械不良事件相关信息的调查、评价和反馈,对市级以上地方药品监督管理部门批准注册或者备案的医疗器械不良事件信息进行汇总、分析和指导,开展全国范围内影响较大并造成严重伤害或者死亡及其他严重后果的群体医疗器械不良事件的调查和评价。

省、自治区、直辖市药品监督管理部门指定的监测机构(以下简称省级监测机构)组织开展本行政区域内医疗器械不良事件监测和再评价相关技术工作;承担本行政区域内注册或者备案的医疗器械不良事件的调查、评价和反馈,对本行政区域内发生的群体医疗器械不良事件进行调查和评价。

设区的市级和县级监测机构协助开展本行政区域内医疗器械不良事件监测相关技术工作。

省级监测机构应对本行政区域内注册或者备案的医疗器械的不良事件报告进行综合分析,对发现的风险提出监管措施建议,于每季度结束后 30 日内报所在地省、自治区、直辖市药品监督管理部门和国家监测机构。

国家监测机构应对国家药品监督管理局批准注册或者备案的医疗器械的不良事件报告和各省、自治区、直辖市药品监督管理部门的季度报告进行综合分析,必要时向国家药品监督管理局提出监管措施建议。

省级监测机构应按年度对本行政区域内注册或者备案的医疗器械的不良事件监测情况进行汇总分析，形成年度汇总报告，于每年 3 月 15 日前报所在地省、自治区、直辖市药品监督管理部门和国家监测机构。

国家监测机构应对全国医疗器械不良事件年度监测情况进行汇总分析，形成年度报告，于每年 3 月底前报国家药品监督管理局。

省级以上药品监督管理部门应将年度报告情况通报同级卫生行政部门。

各级监测机构应公布电话、通讯地址等联系方式。

3.3　体外诊断产品上市后再评价的实施机制

按照《医疗器械不良事件监测和再评价管理办法》，我国现行 IVD 产品的上市后再评价主要包含 IVD 产品上市后的主动再评价和有因再评价。其中有因再评价的主要事件包括不良事件的上报和处理、定期风险评价、药品监督管理部门责令或直接组织的再评价。其中不良事件的处理按不良事件严重程度和影响范围大小，可以分为个例不良事件和群体不良事件。

从实施环节来区分，又可以分为不良事件的反馈、监测和上报，不良事件（或可能不良事件）信息的收集分析，产品纠正预防措施的发布实施，产品的召回或设计更改，以及纠正预防措施实施监督等环节。实施的概况如图 2.3.2 所示。

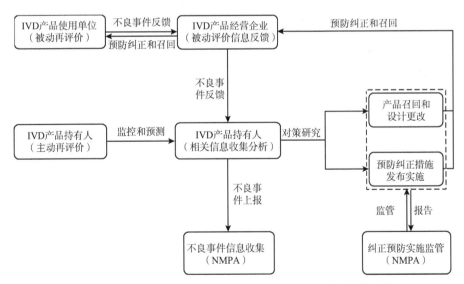

图 2.3.2　中国现行 IVD 产品上市后再评价体系的主要实施环节

通常是由 IVD 产品用户在使用过程中发现不良事件。IVD 用户直接或通过 IVD 产品经营企业将不良事件向持有人反馈。同时 IVD 产品用户、经营企业和 IVD

产品持有人均需要按国家相关法规向监测机构上报不良事件的相关详细信息。持有人将会负责对不良事件进行细致的调查，找出事件发生的根本原因，并给出纠正预防措施，或对产品实施召回和进行设计更改。再由持有人直接或通过经营企业将纠正预防措施在产品用户端实施，或从产品用户端按规定范围进行产品召回和设计更改。整个过程，从不良事件上报到预防措施的实施均由国家及各级监测机构进行监测。

另一种情况是持有人在对产品上市后使用的主动研究或监测中，发现可能的使用风险，进而直接通知用户，同时上报对应级别监测机构。随后持有人再根据主动研究的结果适当地采取纠正预防措施或实施产品召回。

但值得指出的是，第二种情况在我国当前的 IVD 产品市场中极少发生。能在 IVD 产品上市后采取主动安全研究的持有人仍然以进口产品为主。这与我国 IVD 持有人起步较晚、企业规模较小、生存形势严峻等状况有很大关系。同时，国内缺乏相关的政策法规，也是造成企业对相关研究缺乏主动性的主要原因之一。

4

体外诊断产品上市后主动再评价的实施

4.1　上市后主动再评价的定义和重要性

IVD 产品上市后主动再评价是由 IVD 持有人所主导的,对获准上市的 IVD 产品在上市销售后,针对产品安全性、有效性,以预防和纠正不良事件为目的而开展的主动监测及评价研究活动。包括数据信息收集、数据分析整理、问题分析与研究、纠正预防措施的制定和实施共四个过程。

由于 IVD 持有人作为 IVD 产品的研发、生产主体,主导了 IVD 产品从市场调研、设计研发、生产转移,到临床实验、申报注册的全过程。因此,持有人具有更全面的信息来源,更充足的研究资源,对于自己的 IVD 产品具有更深刻、准确的认知和把握。同时持有人天然具有主动保证所生产的 IVD 产品的使用安全性、有效性的责任及义务。这种天然优势和责任构成了持有人作为上市后主动再评价实施主体的充分必要条件,也决定了在整个 IVD 产品上市后再评价体系中,由持有人所主导的上市后主动再评价活动对于提高IVD产品使用安全性、有效性,减少不良事件发生,保障广大人民群众生命和健康安全,具有重要的意义。

因此,建议 IVD 产品持有人建立切实有效的上市后主动再评价的机制,对已上市的产品进行密切、高效的监测、评价和研究,从而保证其产品使用安全、有效。

4.2　上市后主动再评价体系的建立

IVD 持有人应借鉴发达国家企业的相关经验,结合企业自身规模、人力和物力,以及自身 IVD 产品的种类和特点,分层分级、因地制宜地建立上市后主动再评价体系。基本的持有人上市后再评价体系应包括上市后产品信息和数据收集,数据整理及分析,问题分析与研究,纠正预防措施制定和实施共四个主要机制及相关的配套过程。持有人应根据所生产的产品特点,收集市场数据、科研数据、使用单位反馈数据,建立相应的数据库,通过理论分析及实际调研,预测产品的风险,以预判可能发生的不良事件,预测不良事件的发生率。这些过程中的工作既可以由已有的多个职能部门合作实施，也可以成立专门的上市后主动再评价部门，在相关职能部门的协助下主导实施。

对于具有较高安全风险的Ⅲ类IVD产品及创新型IVD产品，无论持有人的规模大小，建议建立专门的上市后主动再评价部门，根据产品的覆盖范围，以适当的频率主动收集产品上市后信息，整理分析数据，对产品存在的潜在安全隐患进行评估。在必要的情况下，应积极主动与经营企业及IVD产品使用者沟通，采取必要的纠正预防措施，开展上市后主动再评价工作。

对于安全风险级别较低的Ⅱ类及Ⅰ类IVD产品，中小规模的持有人由于企业规模限制，可以在自身研发部门、售后服务和技术支持部门的构架内，建立自己的上市后主动再评价体系。由售后服务或技术支持部门负责收集产品相关数据和客户反馈信息。然后由投诉处理、技术支持和产品研发等多部门协作，针对产品的特点，进行数据和信息的分析整理，总结和定义产品存在的或可能存在的问题。再由技术支持、生产、研发等相关技术部门针对问题研究和制定纠正预防措施，由售后服务部门负责推广实施。对于大型持有人则应建立专门的上市后主动监测及研究部门，在售后服务、技术支持、产品生产、产品研发等职能部门的协助下，主导更加规范和有计划性的上市后主动再评价工作。

对于创新型IVD产品，即产品主要工作原理/作用机理为国内首创，产品性能或者安全性与同类产品比较有根本性改进，技术上处于国际领先水平，并且具有显著的临床应用价值的IVD产品，无论属于哪种安全风险级别，都应在企业内部建立适当规模的上市后评价团队。团队的主要职能是针对创新型IVD产品上市后的使用安全性开展主动评价活动。该类评价应着重关注产品的创新原理、创新结构、创新效能等带来的不确定风险。

持有人的上市后主动再评价工作应着重体现计划性和一定程度的预见性。无论是已上市一段时间的老产品，还是刚上市的新产品，都应纳入上市后主动再评价的计划，有针对性地实施上市后再评价工作。以保证能在第一时间对可能出现的不良事件进行预警，或者对已出现的不良事件做出及时有效的反应，减少或避免严重不良事件的发生。

国家应在当前法律法规的基础上，考虑逐步建立并完善相应的IVD产品上市后主动再评价的法律法规，完善上市后主动再评价的监管机制，保证IVD产品持有人上市后主动再评价工作能切实有效地开展，保证患者及用户使用IVD产品的安全性和有效性，促进IVD行业生态的健康发展。

4.3 上市后主动再评价工作的启动

对IVD产品进行上市后主动再评价的目的是提高产品使用的安全性和有效

性。因此，上市后主动再评价通常是持有人通过调查、研究，预见到产品的使用安全性、有效性受到或将会受到影响时主动启动的。针对 IVD 产品的上市后主动再评价启动大体上可以分为三类场景：

第一类，伴随新的 IVD 产品上市销售而启动的评价。新上市的 IVD 产品，虽然在设计研发和生产转移阶段经过了大量的风险分析和验证实验，完成了其使用安全性、有效性的全面评价。但由于当前生物医学技术，特别是 IVD 相关技术理论发展的局限性，IVD 产品的使用安全风险不可能 100% 避免。尤其是 IVD 产品往往在一个国家的局部地区完成设计研发，却需要在整个国家，乃至全球进行生产、销售和使用时。不同的地理、人文因素均会对产品的三个关键生命周期产生影响。因此，持有人必须针对即将上市的新产品制订针对性的上市后主动再评价计划。针对产品使用安全性、有效性的薄弱环节进行监控和评价研究。

第二类，在日常信息收集中发现问题或由于客观需求变化而启动的、针对已上市产品的评价。已上市的产品可能由于技术、法规、标准等客观因素的变化，导致产品安全性、有效性无法满足新的要求。因此，持有人的研发、法规、市场等相关部门应及时关注与自身 IVD 产品相关的前沿临床科研进展、医学检验手段更新、法律法规变更、行业标准发布、产品使用反馈，以及其他与产品性能和安全性相关的变化，并及时反馈给上市后主动再评价工作的负责人员。而相关负责人员在收到该类信息之后，经分析评估确定与自身 IVD 产品密切相关的，应及时纳入本企业的上市后主动再评价研究计划，并启动相应的上市后主动再评价工作。

第三类，对已经上市的成熟产品，生产企业（持有人）应建立与使用单位的沟通渠道，及时收集用户的反馈信息，并适时组织对产品的再评价。

IVD 产品持有人可根据实际情况，参考以上三类场景，有计划地及时开展相关产品的上市后主动再评价工作。

4.4 上市后主动再评价的实施

4.4.1 上市后主动再评价的信息和数据收集

IVD 产品使用信息和数据的收集是后续一切上市后主动再评价工作的基础，只有及时、准确地收集有效的产品相关信息和数据，才能保证数据分析和问题发现过程向着正确方向进行。

信息和数据的收集应主要针对产品的安全性和有效性、临床数据和使用经验等，可以由 IVD 持有人的售后服务部门、技术支持部门，或具有类似职能，与终端客户保持密切接触的部门负责，也可以由持有人专门成立的客户投诉处理部门负责。

根据收集信息和数据的方式和时间，可将信息和数据的收集分为常规信息收集和临时信息收集两大类。

常规信息收集应该是持有人日常收集客户投诉或反馈信息的一部分，主要是客户反馈信息中与产品性能和质量相关的部分，主要记录产品的名称、批次信息、出现的问题类别、问题描述及其他相关的信息。日常性信息的收集是一个长期行为，主要目的是积累产品在使用中出现的常见问题的基础数据，为后续出现的不良事件的分析和解决提供支持。

对于安全风险较高的Ⅲ类IVD产品，持有人应根据产品自身的特点，建立详尽的常规信息收集模板，并制定持有人内部IVD产品常规信息收集工作流程，以更有效地促进各职能部门通力合作，开展信息收集工作。Ⅲ类IVD产品的常规信息收集应该是持续性的，对所有产品批次信息、客户投诉信息等进行不间断的收集，并按规定保留一定的时间，以备历史查询。

对于安全风险相对较低的Ⅱ类和Ⅰ类IVD产品，有能力的大中型企业可以持续性地进行常规信息收集，也可以采用间歇性常规信息收集模式，根据产品的安全风险高低不同，以月度、季度或年度为时间周期，对产品的相关信息进行集中收集，并整理分析和保存。

临时信息收集则是对于产生不良事件或可能产生不良事件预警的产品的使用安全性、有效性问题，进行有针对性的、限定范围的信息收集过程。临时信息收集往往是在常规信息收集和分析的基础上，针对产品问题的明确定义、根源研究及纠正预防措施的制定而进行的。临时信息收集通常需要售后、技术、市场等多个职能部门的协作，高效有序地快速完成。无论安全风险高低，对于Ⅰ、Ⅱ、Ⅲ类IVD产品，持有人都应在信息收集工作流程中，明确定义临时信息收集的触发条件及执行标准，以保证积极应对及处理已发生或者可能发生的不良事件。触发条件和执行标准可以以产品安全风险的高低为依据来制定。安全风险高的产品触发条件可相对灵敏，执行标准应该较高。

持有人应就信息和数据的收集过程建立规范的流程。明确收集信息和数据的时间、对象、渠道和负责人员，规定收集信息和数据的内容、频率。根据评价过程的需求，收集的信息和数据应具有规范性、针对性和完整性。

对于常规信息收集，可以按照产品类别、产品组成、问题属性及严重程度进行分类，以保证大量数据的有序保存。而临时信息收集则应注意对收集到的信息进行整理和备份，以保证数据信息的可回顾性。

同时还要注意对涉及个人隐私的信息做好保密处理。信息和数据收集人员要事先经过严格而规范的培训，以确保信息收集过程的规范性、严谨性和保密性。

4.4.2　上市后主动再评价的数据分析和整理

数据分析和整理是基于已收集到的产品相关信息，针对产品出现或可能出现问题的环节，进行分析、解读，以判断问题的性质、类型、严重程度和可能原因的过程。

产品可能出现问题的主要环节包括但不限于：原医疗器械注册资料中的综述资料、研究资料、临床评价资料、产品风险分析资料、产品技术要求、说明书、标签等技术数据和内容。

数据的分析整理过程是一个严谨而科学的过程，执行人员不仅需要具有一定的统计学知识和较强的分析判断能力，同时还需要对产品和产品问题有较为深入的了解。因此，上市后主动再评价的数据分析整理工作通常由持有人的技术支持和研发相关人员承担。对于安全风险较高的Ⅲ类 IVD 产品，建议成立专门的技术团队负责主导上市后主动再评价的数据分析工作，在必要的情况下，也可征询相关领域专家学者的意见及建议。对于安全风险较低的Ⅱ类及Ⅰ类 IVD 产品，在企业规模许可的情况下，可以成立专门的团队来主导上市后主动再评价的数据分析整理工作，也可以将相关职责赋予技术支持或研发团队的相关人员。

高效而科学的数据分析整理可以达到以下目的：

（1）为问题的定义和量化提供必要的支撑数据，如频率、范围、强度、严重程度等。

（2）为寻找问题的根本原因提供数据支持，如问题发生的地域性、人群特征、或其他共同特点及规律。

（3）为纠正预防措施的制定提供数据支持，如硬件的损坏与使用频率、年限及环境条件的关系，试剂出现性能异常与存放时间、混匀强度、环境温度等条件的关系。

因此，数据分析是否科学、透彻，在很大程度上决定了评价工作的质量，对纠正预防措施的有效性具有重大影响。持有人应注意培养具有丰富经验和分析能力的专门人才。同时，对于一些可能反复出现的问题，应注意积累和优化已有的分析整理工具（包括软件、流程和方法等）。还应对过往的分析材料进行及时的备份和存档，以备后续查询和参考。

4.4.3　上市后主动再评价的问题分析与研究

问题的分析与研究是上市后主动再评价过程中极其关键的一环，对于纠正预防措施的制定和实施具有决定性的作用。只有从根本上对产品的问题进行分析与研究，才能有的放矢地制定出有效的纠正预防措施，并且高效及时地在客户端实施。

对于 IVD 产品来说，导致风险与不良事件的问题可以分为两类：错误或延迟的检测结果和对操作人员造成的伤害。其中，对操作人员造成的伤害又包括硬件造成的操作人员伤害和试剂包含或携带的有毒有害物质造成的操作人员伤害两类。这两类问题通常具有较为明确的或易于确定的原因，因此下文不作过多的讨论。

而造成错误或延迟的检测结果的原因相对复杂，且不易分辨，是上市后主动再评价过程中问题分析与研究的主要对象。造成错误的检测结果按原因可以分为硬件导致的错误检测结果、软件导致的错误检测结果、试剂导致的错误检测结果、使用不当导致的错误检测结果，以及复合问题导致的错误检测结果。

导致错误检测结果的硬件问题通常有三种可能：

（1）零部件损坏或不稳定导致。

（2）零部件设计预期与实际使用情况不符导致。

（3）非预期范围使用或非标准操作导致。

以上三种情况通常均表现为明确的设备故障，或伴随重复性或周期性问题，可以通过设备的自检功能或硬件工程师的主动排查进行确定。

导致错误的软件问题则主要是由于软件设计预期与实际使用情况不符。软件问题通常表现为软件系统崩溃、冻结（无法操作）、通讯中断、运行不受控制等。软件问题只来源于软件程序代码本身，需要软件工程师通过主动排查和检测确定。

导致错误检测结果的试剂问题可以归纳为：

（1）试剂产品缺陷导致。

（2）试剂方法学局限性导致。

（3）设计预期与实际使用情况不符导致。

（4）试剂超过有效期或变质导致。

（5）非预期范围使用或非标准操作导致。

IVD试剂都是复杂的多成分系统，且要与人类体液这样包含生物大分子、有机分子和无机分子的复杂溶液体系共同经历多步反应而得到检测结果。同时该结果往往还会受到环境、个人操作习惯、受试者个体差异性等因素的影响。因此，试剂导致的错误检测结果往往需要基于以下的问题分析流程（图2.4.1）对其进行明确的定义。

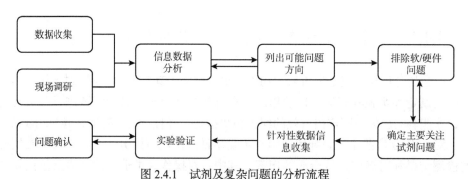

图 2.4.1　试剂及复杂问题的分析流程

导致错误检测结果的使用不当问题可以归纳为：

（1）仪器未按要求进行校准，包括校准品失效、未按周期校准、校准操作不规范等。

（2）标本采集和处理不当。

（3）其他未按说明书要求的操作。

除了硬件、软件、试剂和操作不当问题外，IVD 产品还可能受到一些主观因素的影响而导致风险和不良事件的发生。这类因素包括政府管理机构的政策法规、临床问题的认识差异及其他的商业因素等。这些因素会在一定程度上加大产品问题的定义难度，需要在问题定义过程中尽可能地排除。

4.4.4　纠正预防措施的制定和实施

当 IVD 产品导致或可能导致不良事件的问题被明确定义后，必须尽快制定有效的纠正预防措施来对已发生的或可能发生的不良事件进行处理或规避。纠正预防措施顾名思义，包含预防措施和纠正措施。前者是为消除潜在不合格或其他潜在的不期望发生的情况的原因所采取的措施，而后者是为消除已发现的不合格或其他不期望发生的情况的原因所采取的措施。

纠正预防措施根据内容和形式可以分为以下类别：

（1）忠告性通知，包括：①持有人官方出具的预防性质的声明或说明；②针对问题说明的客户信；③验证实验的结果报告；④公开发表的相关文献；⑤其他相关且有效的文字性材料。

（2）针对软/硬件或试剂问题的临时性措施，包括但不限于：①暂时停止相关问题产品的生产和销售；②对已销售的相关问题产品进行召回；③暂时停用的操作通道；④临时使用的散热风扇；⑤暂时的软件补丁；⑥暂时增加的额外操作等。

（3）针对软/硬件或试剂问题的长期性措施，包括但不限于：①升级版的软件系统；②改进的零部件；③试剂成分的设计变更；④修改的说明书内容；⑤升级换代产品等。

纠正预防措施应根据导致产品问题的根本原因，有针对性地制定。措施制定时应注重考量安全性、有效性、时效性、可行性和可操作性等因素。其中，措施的安全性和有效性是首要因素。纠正预防措施的实施在解决现有问题的同时，应尽可能避免或减少引入新的安全风险。在此基础上，出于时效性方面的考虑，可根据实际情况，先使用声明性的措施或临时性的措施解决当前的紧急问题，将其限制在最小的范围之内。与此同时，再按照企业正常流程，评估产品设计变更的必要性和可行性。对于所有的纠正预防措施，既要考虑持有人在措施实施时自身付出的资源和成本，也要考虑 IVD 产品使用单位和经营单位实施的可行性和操作便捷性。

纠正预防措施的实施主要有两种途径：由持有人或生产企业直接面向产品使用单位实施和持有人或生产企业通过经营企业面向产品使用单位实施。我国 IVD 产业发展的现状，决定了 IVD 产品经营企业是我国 IVD 产业中十分重要的一环。这些企业在经营 IVD 产品的同时，还承担了相当比例的 IVD 产品售后服务和技术支持的工作。但由于 IVD 产品经营企业参差不齐，这些企业的售后工程师水平也与持有人的工程师水平存在一定差距。

因此，与前一途径的直接性相比，后一途径的纠正预防措施存在更多的风险和不确定性。所以，对于那些部分或全部依靠经销商（医疗器械经营企业）实施售后技术服务的持有人在纠正预防措施的制定和实施环节应把经营企业的因素考虑在内。在纠正预防措施中设计足够的防呆和安全保障环节，还要注意措施发布环节的信息准确、完整、明晰和沟通顺畅。对于安全风险较高的Ⅲ类 IVD 产品，不建议持有人全部依靠经营企业实施纠正预防措施，应在力所能及的情况下，由具有充分经验及熟悉 IVD 产品的售后技术服务人员开展，以保证纠正预防措施的安全性和有效性。

而经营企业也应注意建立相关的实施流程和保障措施，保证和督促所属工作人员严格按照持有人要求或发布的信息在使用单位端实施有效的纠正预防措施，避免次生性不良事件的发生。

4.4.5　国家法规关于上市后主动再评价的相关规定

参照《医疗器械不良事件监测和再评价管理办法》的相关规定，持有人主动开展医疗器械再评价的，应当制定再评价工作方案。通过再评价确定需要采取控制措施的，应在再评价结论形成后 15 日内，提交再评价报告。其中，国家药品监督管理局批准注册或者备案的医疗器械，持有人应向国家监测机构提交；其他医疗器械的持有人应向所在地省级监测机构提交。

持有人未按规定履行医疗器械再评价义务的，省级以上药品监督管理部门应责令持有人开展再评价。必要时，省级以上药品监督管理部门可以直接组织开展再评价。

5

体外诊断产品上市后有因再评价的实施

5.1　上市后有因再评价的主要环节

按照《医疗器械不良事件监测和再评价管理办法》, IVD 产品的上市后有因再评价主要包括不良事件的上报与处理、定期风险评价报告和药品监督管理部门责令或直接组织的再评价共三个主要环节。

5.2　不良事件的上报与处理

5.2.1　不良事件的定义及分类

医疗器械不良事件的定义在前文已有明确表述。按不良事件严重程度和影响范围大小, 还可以分为个例不良事件和群体不良事件。

作为医疗器械的重要组成部分, IVD 产品具有非直接作用于人体, 在患者或用户体外通过检测人体样品提供结果, 以辅助医疗诊断的特点, 因此前述医疗器械不良事件的定义及描述不太适用于 IVD 产品。

本共识建议的 IVD 产品不良事件定义: IVD 产品的不良事件, 是指获准上市的质量合格的 IVD 产品在正常使用情况下发生的不能满足预期用途, 导致检测结果延迟、偏离或错误, 从而误导医疗诊断, 致使患者或用户延误治疗或接受错误治疗, 造成相应的人体伤害的各种有害事件。按不良事件严重程度和影响范围大小, 同样可以分为个例不良事件和群体不良事件。

5.2.2　不良事件上报与处理的重要性

不良事件的上报与处理是构成 IVD 产品上市后有因再评价的主要部分, 是直接反映 IVD 产品上市后再评价工作有效性的重要指标, 建立完善的不良事件上报机制对保证 IVD 产品使用安全性具有重要的意义。目前我国的不良事件上报与处理机制如图 2.5.1 所示。

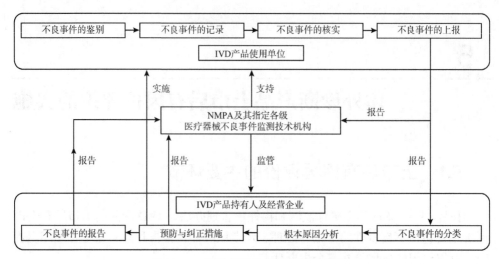

图 2.5.1 不良事件的上报与处理机制

如图 2.5.1 所示，目前在我国 IVD 产品使用单位是不良事件上报的主要信息来源。不良事件上报有助于及时发现 IVD 产品的不安全因素及阻止不安全因素的扩散，保护患者、用户或者其他个人的生命健康和安全。不良事件上报能够有效促进持有人对 IVD 产品的安全性、有效性进行重新评价，并采取相应措施降低风险。不良事件上报有助于国家药品监督管理部门及监测机构实施监管，有利于 IVD 行业的健康发展。IVD 产品使用单位应建立不良事件监测管理制度，建立机构并配备专（兼）职人员承担本单位 IVD 产品不良事件的监测工作，主要包括不良事件的鉴别、记录、核实与上报。

IVD 产品持有人与经营企业在不良事件的处理过程中发挥了主要作用，主要包括不良事件的分类，不良事件的根本原因分析，以及制定纠正预防措施并实施，并将实施的计划与结果及时向医疗器械不良事件监测机构及国家与地方药品监督管理部门报告。

国家与各级地方政府药品监督管理部门与不良事件监测机构在 IVD 产品不良事件的上报与处理中发挥着核心作用，主要负责对 IVD 产品生产与经营企业在不良事件处理过程中的监管与技术指导，以及对 IVD 产品使用单位的支持。同时国家职能部门还将负责年度不良事件分析与控制工作。

5.2.3 不良事件的鉴别

IVD 产品使用单位应建立不良事件的鉴别、记录及上报的标准流程，并对相关人员进行培训，保证不良事件上报的准确性和完整性。

IVD 产品使用单位应建立针对 IVD 产品的标准化测试流程及实验室记录表来鉴别使用 IVD 仪器过程中出现的问题。IVD 产品使用单位应针对不同的 IVD 产品创建本地化的使用指南，包括使用技巧的文字指导与图片/照片指南等方式，以及创建本地化的针对 IVD 产品的常见问题解决指南，包括在使用过程中普遍观察到的异常和缺陷。

IVD 产品使用单位应通过以上措施来确认在使用 IVD 产品的过程中出现的错误是否能够归属于个别的操作者、个别的批次号、个别的测试地点等，以鉴别由于 IVD 产品的故障或品质、性能方面的退化，不合理的设计和生产，不准确的标签，不合理的使用指南和/或宣传资料导致或者可能导致对患者、用户或者其他个人的生命及健康造成严重伤害的情形，即鉴别不良事件。

5.2.4　不良事件的记录

IVD 产品使用单位应建立并保存 IVD 产品不良事件的记录，包括使用测试记录表或实验室记录表及存货清单记录 IVD 产品存在的任何问题，例如，受到影响的产品号、受到影响的批次号和有效期限、受到影响的组合或试剂盒、受到影响的用户、采取的任何措施等。IVD 产品使用单位应保留和适当贮存至少 1~2 个受影响的试剂盒作为保留试剂盒以便进行后续的测试。

IVD 产品使用单位应通过上述措施，确定哪个批次的试剂盒和/或组合受到了影响，与设备相关的错误，以及不良事件的影响范围，用来追踪不良事件的历史，以便针对类似不良事件采取后续行动。IVD 产品使用单位应保存相关记录至 IVD 产品有效期后 2 年；无有效期的，保存期限不得少于 5 年。

5.2.5　不良事件的核实

IVD 产品使用单位最终操作者应与本单位的管理人/监督人一起核实不良事件，应进行初步的调查来核实那些单纯与使用错误和异常使用相关的而并非与 IVD 产品本身相关的事件。这些错误可以在 IVD 产品使用单位即进行纠正，不需要持有人进行额外的干预。

IVD 产品使用单位应测试其他批次试剂盒、其他设备或组合，来确定哪个批次、哪个设备和/或组合受到了影响，以确定不良事件的范围。IVD 产品使用单位应按照确切的标准操作流程进行重复测试，以识别操作者错误与非正常使用错误。

操作者错误是某种操作或者不操作行为，会产生不同于 IVD 产品制造商预期或者操作者预期的结果。此类错误包括：操作者误按了按钮，选择了错误的功能，读取数据时采用了错误的反应或读取时间，使用了错误量程的移液枪，反应温度超过要求等。

非预期使用错误是指 IVD 产品操作者采取了超出持有人合理风险控制手段的特定操作或者省略操作。例如，操作者在完成性能验证前就开始使用最近安装的 IVD 仪器；使用前质量控制检查不规范；操作者未根据持有人定义的计划进行 IVD 仪器的维护，操作者未受到适当的培训等。

为了更充分地核实不良事件，受影响的 IVD 产品的操作者应在另一个用户或实验室主管的监督下使用有问题的 IVD 产品进行验证性测试。在测试过程中，可以使用已知浓度的样品，首先使用阴性样品，然后使用阳性样品。以上测试应被限制在伦理许可的范围之内，采取盲测的方式，并对患者信息和结果进行严格保密。

5.2.6　个例不良事件的上报与处理

对于个例 IVD 产品不良事件，IVD 产品经营企业、使用单位发现或者获知可疑不良事件的，应及时告知持有人。持有人应立即调查原因。其中，导致死亡的还应在 7 日内，导致严重伤害、可能导致严重伤害或者死亡的在 20 日内，通过国家医疗器械不良事件监测信息系统报告。

除持有人、经营企业、使用单位以外的其他单位和个人发现导致或者可能导致严重伤害或者死亡的 IVD 产品不良事件的，可以向监测机构报告，也可以向持有人、经营企业或者经治的医疗机构报告，必要时提供相关的病历资料。

进口 IVD 产品的境外持有人和在境外销售国产 IVD 产品的持有人，应主动收集其产品在境外发生的不良事件。其中，导致或者可能导致严重伤害或者死亡的，境外持有人指定的代理人和国产 IVD 产品持有人应自发现或者获知之日起 30 日内报告。

设区的市级监测机构应自收到医疗器械不良事件报告之日起 10 日内，对报告的真实性、完整性和准确性进行审核，并实时反馈给相关持有人。

持有人在报告 IVD 产品不良事件后或者通过国家医疗器械不良事件监测信息系统获知相关 IVD 产品不良事件后，应按要求开展后续调查、分析和评价，导致死亡的事件应在 30 日内，导致严重伤害、可能导致严重伤害或者死亡的事件应在 45 日内向持有人所在地省级监测机构报告评价结果。对于事件情况和评价结果有新的发现或者认知的，应补充报告。

持有人所在地省级监测机构应在收到持有人评价结果 10 日内完成对评价结果

的审核，必要时可以委托或者会同不良事件发生地省级监测机构对导致或者可能导致严重伤害或者死亡的不良事件开展现场调查。其中，对于国家药品监督管理局批准注册的 IVD 产品，国家监测机构还应对省级监测机构做出的评价审核结果进行复核，必要时可以组织对导致死亡的不良事件开展调查。

审核和复核结果应反馈给持有人。对持有人的评价结果存在异议的，可以要求持有人重新开展评价。

5.2.7 群体不良事件的上报与处理

持有人、经营企业、使用单位发现或者获知群体 IVD 产品不良事件后，应在 12 小时内通过电话或者传真等方式报告不良事件发生地省、自治区、直辖市药品监督管理部门和卫生行政部门，必要时可以越级报告，同时通过国家医疗器械不良事件监测信息系统报告群体医疗器械不良事件基本信息，对每一事件还应在 24 小时内按个例事件报告。

不良事件发生地省、自治区、直辖市药品监督管理部门应及时向持有人所在地省、自治区、直辖市药品监督管理部门通报相关信息。

持有人发现或者获知其产品的群体 IVD 产品不良事件后，应立即暂停生产、销售，通知使用单位停止使用相关 IVD 产品，同时开展调查及生产质量管理体系自查，并于 7 日内向所在地及不良事件发生地省、自治区、直辖市药品监督管理部门和监测机构报告。

调查应包括产品质量状况、伤害与产品的关联性、使用环节操作和流通过程的合规性等。自查应包括采购、生产管理、质量控制、同型号同批次产品追踪等。

持有人应分析事件发生的原因，及时发布风险信息，将自查情况和所采取的控制措施报所在地及不良事件发生地省、自治区、直辖市药品监督管理部门，必要时召回相关 IVD 产品。

IVD 产品经营企业、使用单位发现或者获知群体 IVD 产品不良事件的，应在 12 小时内告知持有人，同时迅速开展自查，并配合持有人开展调查。自查应包括产品贮存、流通过程追溯，同型号同批次产品追踪等；使用单位自查还应包括使用过程是否符合操作规范和产品说明书要求等。必要时，IVD 产品经营企业、使用单位应暂停 IVD 产品的销售、使用，并协助相关单位采取相关控制措施。

省、自治区、直辖市药品监督管理部门在获知本行政区域内发生的群体 IVD 产品不良事件后，应会同同级卫生行政部门及时开展现场调查，相关省、自治区、直辖市药品监督管理部门应配合。调查、评价和处理结果应及时报国家药品监督管理局和国务院卫生行政部门，抄送持有人所在地省、自治区、直辖市药品监督管理部门。

对全国范围内影响较大并造成严重伤害或者死亡及其他严重后果的群体 IVD 产品不良事件,国家药品监督管理局应会同国务院卫生行政部门组织调查和处理。国家监测机构负责现场调查,相关省、自治区、直辖市药品监督管理部门、卫生行政部门应配合。

调查内容应包括 IVD 产品不良事件发生情况、IVD 产品使用情况、患者诊治情况、既往类似不良事件、产品生产过程、产品贮存流通情况及同型号同批次产品追踪等。

国家监测机构和相关省、自治区、直辖市药品监督管理部门、卫生行政部门应在调查结束后 5 日内,根据调查情况对产品风险进行技术评价并提出控制措施建议,形成调查报告报国家药品监督管理局和卫生行政部门。

持有人所在地省、自治区、直辖市药品监督管理部门可以对群体不良事件涉及的持有人开展现场检查。必要时,国家药品监督管理局可以对群体不良事件涉及的境外持有人开展现场检查。

现场检查应包括生产质量管理体系运行情况、产品质量状况、生产过程、同型号同批次产品追踪等。

值得注意的是,上报不良事件的行为并不一定意味着持有人、IVD 产品使用单位或患者对该事件或其后果负有责任。提交一份不良事件调查报告,这个行为本身并不代表持有人已经得出"关于该报告所涉及事件已经完成或确认,或报告中列出的 IVD 产品存在问题"的结论。该行为也并不代表"该 IVD 产品导致或引起不良事件"的结论。建议报告中可以包含对上述可能的误判的免责声明。

5.2.8　根本原因分析

持有人应对收到的每个不良事件进行原因分析,采取相应的纠正预防措施,以防止其再次发生。

持有人应根据产品上市后获知和掌握的产品安全有效信息与使用经验,对原 IVD 产品注册资料中的安全风险分析报告、产品技术报告、适用的产品标准及说明、临床试验报告、标签、说明书等技术数据和内容进行分析评价,应通过产品设计回顾性研究、质量体系自查、产品风险分析、相关 IVD 产品安全风险研究文献等途径分析不良事件的根本原因。

持有人也可使用一些工具,如鱼骨图,从机器、方法、材料、人员、环境、测量等方面分析不良事件的原因。

5.2.9 采取纠正预防措施和现场安全纠正措施

在初步确定不良事件的根本原因后，持有人应针对 IVD 产品的具体情况，在必要的地方考虑采取不同的纠正预防措施，来减小不良事件造成的伤害或防止类似的事件再次发生。纠正预防措施是对 IVD 产品生产过程的改进，作为整个质量管理体系的一部分来消除不合格的原因。任何预防纠正措施都应专注于差异（故障和/或偏差）的系统调查，并试图阻止其再次发生。

为了确保预防纠正措施是有效的，故障发生率的系统性调查在验证采取的预防纠正措施方面有至关重要的作用。采取的预防纠正措施的程度应取决于风险、问题的规模和性质及对产品质量产生的影响。

纠正措施应按照 ISO 13485 的不合格品控制和纠正行为的要求来操作。对于原因相对简单、明确的问题，可考虑进行直接纠正，修改使用说明或产品标识，对人员进行再培训等措施。对于原因比较复杂，无法实施直接纠正的问题，可以考虑对使用中的 IVD 仪器进行额外的检测，召回和隔离存货，甚至进行产品的设计变更或制造流程变更等措施。其他可能行动，包括对个人的重新测试和/或对以前使用受影响的 IVD 仪器测试的个人的特殊监测等。

预防措施是由持有人和经营企业进行的一个前瞻性的过程，可以提供提前改进 IVD 仪器的机会。当在不良事件的根本原因分析中发现了潜在的不合格因素时，可以采取预防措施，包括但不限于：复审合同、采购、流程和设计；IVD 产品软件的验证和确认；监督供应商；IVD 仪器的预防性维护和校准控制；质量管理体系的管理评审；制订用户培训计划与工作辅助程序；趋势分析。

当根据不良事件的根本原因分析及产品的风险分析表明，一个 IVD 产品在使用时会造成不可接受的风险。例如，影响 IVD 仪器性能和操作特性的故障或失效，使用说明书的不充分可能导致或者已经导致患者、用户或者其他个人的死亡或对健康的严重伤害等，持有人和经营企业应采取现场安全纠正措施，以减少与已经上市的 IVD 产品的使用相关的死亡或对健康的严重伤害的风险。

持有人和经营企业可采取的现场安全纠正措施包括但不限于：对已上市的 IVD 产品进行召回、更改、替换或销毁；IVD 产品生产企业和经营企业提出的与 IVD 使用相关的建议。

对 IVD 产品可实施的现场安全纠正措施包括：根据 IVD 产品生产企业的修改或设计变更进行改造；对标签或使用说明书进行永久或临时性的更改；由远程访问进行的软件升级；对患者临床管理的修改，例如，重新对受影响的患者或标本进行检测，或审核以前的结果，或改变 IVD 产品的使用方式，例如，改变质量控制过程，使用第三方质量控制或提高校准的频率等。

5.3　定期风险评价报告

持有人应对上市 IVD 产品安全性进行持续研究，对产品的不良事件报告、监测资料和国内外风险信息进行汇总、分析，评价该产品的风险与受益，记录采取的风险控制措施，撰写上市后定期风险评价报告。

持有人应自产品首次批准注册或者备案之日起，每满一年后的 60 日内完成上一年度产品上市后定期风险评价报告。其中，经国家药品监督管理局注册的，应提交至国家监测机构；经省、自治区、直辖市药品监督管理部门注册的，应提交至所在地省级监测机构。I 类 IVD 产品的定期风险评价报告由持有人留存备查。

获得延续注册的 IVD 产品，应在下一次延续注册申请时完成本注册周期的定期风险评价报告，并由持有人留存备查。

省级以上监测机构应组织对收到的 IVD 产品上市后定期风险评价报告进行审核。必要时，应将审核意见反馈给持有人。

省级监测机构应对收到的上市后定期风险评价报告进行综合分析，于每年 5 月 1 日前将上一年度上市后定期风险评价报告统计情况和分析评价结果报国家监测机构和所在地省、自治区、直辖市药品监督管理部门。

国家监测机构应对收到的上市后定期风险评价报告和省级监测机构提交的报告统计情况及分析评价结果进行综合分析，于每年 7 月 1 日前将上一年度上市后定期风险评价报告统计情况和分析评价结果报国家药品监督管理局。

5.4　药品监督管理部门责令或直接组织的再评价

持有人未按规定履行医疗器械再评价义务的，省级以上药品监督管理部门应责令持有人开展再评价。必要时，省级以上药品监督管理部门可以直接组织开展再评价。

省级以上药品监督管理部门责令开展再评价的，持有人应在再评价实施前和再评价结束后 30 日内向相应的药品监督管理部门及监测机构提交再评价方案和再评价报告。再评价实施期限超过 1 年的，持有人应每年报告年度进展情况。

监测机构对收到的持有人再评价报告进行审核，并将审核意见报相应的药品监督管理部门。

药品监督管理部门对持有人开展的再评价结论有异议的，持有人应按照药品监督管理部门的要求重新确认再评价结果或者重新开展再评价。

药品监督管理部门组织开展 IVD 产品再评价的，由指定的监测机构制定再评价方案，经组织开展再评价的药品监督管理部门批准后组织实施，形成再评价报告后向相应的药品监督管理部门报告。

再评价结果表明已注册或者备案的 IVD 产品存在危及人身安全的缺陷，且无法通过技术改进、修改说明书和标签等措施消除或者控制风险，或者风险获益比不可接受的，持有人应主动申请注销医疗器械注册证或者取消产品备案；持有人未申请注销医疗器械注册证或者取消备案的，由原发证部门注销医疗器械注册证或者取消备案。药品监督管理部门应将注销医疗器械注册证或者取消备案的相关信息及时向社会公布。

国家药品监督管理局根据再评价结论，可以对医疗器械品种做出淘汰的决定。被淘汰的产品，其医疗器械注册证或者产品备案由原发证部门予以注销或者取消。被注销医疗器械注册证或者被取消备案的 IVD 产品不得生产、进口、经营和使用。

6

上市后第三方再评价的建议和前景

6.1 上市后第三方再评价概述

6.1.1 上市后第三方再评价的定义和目的

上市后第三方再评价是指由国家监督管理机构及 IVD 产业相关行业学会、协会或企业发起的，并委托第三方医学检验机构实施的，由若干 IVD 生产企业参加的，针对特定 IVD 产品的质量或性能进行检验的评价活动。该评价活动的目的是对企业所生产的 IVD 产品的质量或使用安全性进行检定和评价，并通过结果的公布来促进 IVD 行业的健康发展。上市后第三方再评价是在监管部门的监管和生产企业对不良事件报告之外的，对上市销售的 IVD 产品使用和安全的另一种监管手段。

上市后第三方再评价的内容通常有两类：①通过特定的一组特征明显的生物样品对 IVD 产品进行检测，验证被检测的 IVD 产品的敏感性和特异性等关键性能指标是否达到持有人声明的技术要求。②通过使用相同的一组生物样品对不同批次的 IVD 产品进行测试和评估，从而达到对 IVD 产品分析性能随着时间的变化进行监控，并识别任何可能的灾难性产品问题的目的。

6.1.2 上市后第三方再评价的特点和优势

上市后第三方再评价的执行者为第三方医学检验机构，可以是第三方独立实验室，也可以是大型综合性医院的医学检验中心。

第三方独立实验室的定义：对取自人体的标本进行临床检验，并出具检验结果的医疗机构，该机构可同时开展病理学检查。第三方独立实验室是经国家认证认可监督管理部门会同国家药品监督管理部门认定的检验机构。

相对于国家监督管理机构下属的检验单位，这两类医学检验机构更专注于医学检验科学，本身对于检验结果有更客观、更高标准的追求。这是上市后第三方再评价的最大特点和优势。

第三方医学检验机构的参与有利于在上市后再评价的工作中体现公平、公正、客观的原则，维护公平的社会环境，同时能够作为监管部门的有益补充，暴露出产品和生产企业的一些问题，有利于防止相关不良事件的发生，起到预防上市后问题的作用。第三方医学检验机构对于监管部门和生产企业具有相对更高的独立性，因此在工作中能更好地保持独立、客观的态度。同时，作为 IVD 产品的使用者，第三方医学检验机构对相关 IVD 产品的性能和使用安全性，始终保持着高度关注。这种关注必然成为他们在作为 IVD 产品第三方再评价实施者时，获得最真实结果的内在源动力。

IVD 产品行业与人民群众的生命安全和健康密切相关，同时也一直是世界各国政府重点监管的行业。第三方医学检验机构的参与是保障 IVD 产品安全有效和行业健康发展的有效手段。第三方医学检验机构的参与可以提升企业对行业监管的认同，从而提升企业法规意识和产品质量控制能力。企业素质和能力的提升，遏制了企业违法违规现象的发生，企业配合监管的程度也能得到极大的提升。同时，监管部门、行业协会、第三方医学检验机构、IVD 产品持有人协同参与行业监管的模式，可以充分发挥第三方医学检验机构的桥梁作用，将行业监管与促进行业发展结合，引导 IVD 产品行业建立更健康的环境。

6.1.3　上市后第三方再评价与其他评价体系的区别

上市后第三方再评价与各级医疗器械检验所所负责的医疗器械抽样监督和飞行检查，以及卫健委临床检验中心所主导的全国临床实验室间质量评价（EQA）不同。

医疗器械抽样监督和飞行检查是国家药品监督管理机构主导的，针对 IVD 生产企业进行的质量抽检行为。其抽检项目以行业标准或企业自行制定的产品技术要求为基准，项目相对固定。EQA 是由国家机构发起的，针对医院临床检验中心的检验能力进行的质量评价活动。以医院临床检验中心而不是 IVD 生产企业为评价对象，目的是提高临床检验中心的检验技术水平。

而上市后第三方再评价是由第三方医学检验机构实施的，以 IVD 产品生产企业为对象，对特定产品进行质量抽样检查的评价活动。相比于以上两类由国家主管机构主导的评价活动，上市后第三方再评价在周期、项目等方面可以更加灵活、有针对性。可以根据新上市产品、新检测方法、新行业标准等进行及时、高效的改变和优化。

例如，当一些基于新原理、新标志物或新检测标准的全新 IVD 产品上市时，药品监督管理局的抽样监督、飞行检查可能由于行政或其他原因，无法及时对这些全新的产品进行覆盖，但第三方实验室可以及时将这些新产品纳入上市后第三方再评价中。同样地，上市后第三方再评价也可以将一些新的检验方法或概念融入抽样检验体系中，以提高评价的科学性和有效性。

6.2　上市后第三方再评价的可行性讨论

6.2.1　上市后评价对第三方实验室的要求

世界卫生组织（WHO）针对 IVD 产品上市后再评价的官方指南提出，为了保证第三方检测的公正、有效性，推荐由国家参考实验室对所有上市销售的 IVD 产品实施定期的批次质量检测。由于我国第三方医学检验机构发展相对落后，截至 2017 年全国仅 9 家实验室获得了 CNAS 认可的医学参考实验室资格，且每家实验室获得认可的检测领域也相对较少。因此，我国无论在参考实验室的数量上还是质量上都很难承担上市 IVD 产品的批次质量检测工作。因此，引入优秀的、有资质、公信力好的第三方医学检验机构作为上市后第三方再评价的执行方对于我国上市后第三方再评价机制的发展具有良好的促进作用。

上市后第三方再评价除了第三方医学检验机构的数量不足外，我国 IVD 生产企业数量庞大、企业参差不齐，决定了在我国实施 IVD 产品上市后第三方再评价的复杂性。

鉴于我国实施 IVD 产品上市后第三方再评价的复杂性，作为实施者的第三方实验室应当具备完善的技术检验能力与人员配置，能够承担指定分类的 IVD 产品的检验任务。为了保证具有足够的技术能力，建议第三方医学检验机构应获得国际公认的实验室能力体系认可，如 CAP 认证。其次，第三方医学机构自身应在日常工作中和上市后第三方再评价工作中积极接受行业和社会的监督，逐步建立优秀的社会公信力。

6.2.2　上市后第三方再评价运行模式

鉴于我国 IVD 产业体量大，第三方医学检验机构发展相对落后，且相关法律法规不够完善的现况，我国 IVD 产品上市后第三方评价可以借鉴发达国家医疗器械上市后第三方再评价的范例，以一种更灵活的模式来进行。

首先，第三方评价机构和运作机制应处于国家监管之下规范进行，以保证第三方评价工作的持续健康发展。国家监管机构，如药品监督管理局或医疗器械不良事件监测中心，应制定一系列的准入规范和审核标准，对相应第三方评价发起者的技术资质、法律地位、组织构架、独立性及公正性进行审核、持续监督与再评价，决定第三方评价机构资质，保证第三方评价机构的技术能力与评价结果的有效性。

其次，除国家监管机构外，建议由具有较高公信力、公平性的非官方机构，如行业协会、公益组织、学术组织等，作为上市后第三方再评价的组织者，负责特定 IVD 产品上市后第三方再评价的发起，并监督评价的全过程，以严格规范检测评价过程和结果获得过程。

再次，IVD 产品上市后第三方再评价的具体实施，应由评价的组织者与实施者，以及受试者就对象产品、实施流程、实验方案、结果判定和反馈方式等具体问题达成共识后，再由实施者（第三方实验室）在组织者的监督下实施评价。如果第三方评价机构与被评价产品持有人有利益往来，组织者可以中止、限制或取消其参与第三方评价的资格。国家监管机构有权对上市后第三方再评价的计划、实施和结果公布进行全程监控和追踪，以进一步保证上市后第三方再评价的真实性和有效性。

最后，对于上市后第三方再评价的实施，可以采取先试点、后推广的方式。先在第三方医学检验机构较集中的地区，小规模实施较成熟的 IVD 产品。在实施过程中，探索相关的组织原则和具体操作模式，发现实际操作过程中产生的问题，逐渐形成相对优化和固定的评价体制。还可以充分发挥行业协会对 IVD 生产企业的凝聚力，公益组织的社会公信力，结合第三方医学检验机构的技术能力和公正性，逐渐提升上市后第三方再评价本身的可信度和社会认可度，为最终建立全行业范围的通用上市后第三方再评价体制打下良好的基础。

6.3　上市后第三方再评价的启动和实施

IVD 产品上市后第三方评价的启动，可以有以下三种场景：①针对创新产品的再评价；②针对临时性发生的重要公卫问题所涉及的产品的再评价；③针对广大群众健康息息相关的重点产品的再评价。

第三方医学检验机构主要开展对试剂的检测评价工作，因此下文不讨论硬件与软件问题，只针对试剂评价工作的相应流程进行阐述。依据 WHO 对 IVD 产品上市后再评价的官方指南文件，上市后第三方再评价的实施过程应包括以下主要步骤：①产品测试的实施和记录；②数据分析和结果报告；③测试结果上报或反馈。为了保证第三方的公正性和科学性，第三方医学检验机构在执行上述过程中应注意以下相关问题。

6.3.1　产品测试的实施和记录

由第三方实施的、针对 IVD 产品的所有测试过程应尽量保持相同的条件，同一批次的所有测试应在同一天进行，以尽量减小由环境和/或测试条件（包括设备，如仪器、移液枪等）引起的批次测试结果的误差。测试应尽可能由一位技术人员操作，以避免不同操作人员引起的人为差异。所有的样品应以随机盲测的方式进行测试，测试人员在测试前不应该知道样品的任何信息。

被检验的样品试剂盒应一直存储在推荐的温度下并且必须处于良好的状态。损坏的试剂盒应丢弃。试剂盒在测试前应按说明书平衡至室温，并且在开封后直接使用。同一批次的试剂不应与其他批次的试剂混用。

标本的收集、贮存和检验程序应完全按照 IVD 产品的使用说明进行。如果操作人员对测试程序存在不同的理解，必须对准确的测试程序达成共识，并在测试批次检验组时遵循。

检验结果应按照 IVD 产品提供的说明书要求进行读取。为保持结果读取的客观性，可同时安排两名人员各自独立对结果进行读取和记录，尽量避免相互间对结果读取的影响。如果两人的判断结果一致，则记录一致的判断结果；如果两人的判断结果不一致，则由技术主管对结果进行裁定后再将不一致的情况和最后的裁定予以全部记录。技术主管裁定不明确的测试结果时，应尽量按照 IVD 产品的使用说明来解释。

干扰测试线和/或控制线阅读的弱响应和高背景等异常情况必须记录下来。当无效的结果出现时应按照使用说明中的规定记录下来。对于快速检测等无法进行长时间结果保存的 IVD 产品，应使用数码相机或智能手机，对测试结果进行拍照保存，以便复查。

测试结果应由技术主管汇总在批次检验报告中，并对数据收集表重复检查。报告中应至少包含以下相关信息：产品名称、产品代码/目录编号、批号、有效期、IVD 产品生产企业名称、分销商/进口商名称、测试日期、站点名称、操作者名称、使用的材料和设备、使用的样品（包括冷冻/融化的循环次数）、使用的说明书及版本号、原始数据、测试结果、每个样品的最终状态。

有效或无效的结果都应记录下来。如果有足够的可用的试剂盒样品，应进行重复检测，并将重复检测的原因和结果也记录在数据收集表中。

数据收集表应保存在一个文件夹中，并在每天检验结束时由技术主管签字。所有的数据收集表和批次测试报告都应在得出测试结论后保存 5 年。

6.3.2　数据分析和结果报告

上市后第三方再评价的验收标准应参考 IVD 产品说明书上的性能指标，按照国家相关的法规、标准（如 CNAS-CL38：2012《医学实验室质量和能力认可准则在临床化学检验领域的应用说明》和 CNAS-CL39：2012《医学实验室质量和能力认可准则在临床免疫学定性检验领域的应用说明》）来制定。

测试结果需与验收标准进行比较。如果测试结果与验收标准不符，应首先排除分配、样品、操作者、试验质量管理系统及其他可能与样品和样品容器相关的错误再进行分析。

技术主管须整理生成测试报告。测试报告需在测试实验室保留副本。同时应保留原始数据，保证溯源性。任何观察到的或非预期的结果，如样品或试剂的不稳定、缺陷等，以及与定义的流程偏差需要记录在测试报告中。在测试过程中，必须对所有的隐私数据进行保密。

6.3.3　测试结果上报和发布

测试报告将归委托第三方再评价的组织者所有。组织者应将测试结果向相关国家监督管理机构报告。如果国家监督管理机构认为必要，其可以向 IVD 产品持有人发布测试结果报告。当测试的结果不满足再评价预设的标准时，报告必须向 IVD 产品持有人发布。如果测试结果显示相关 IVD 产品存在使用安全风险，IVD 产品持有人收到报告后，应按风险高低采取相应的行动调查原因，并针对风险及时采取适当的纠正预防措施，尽量将风险的影响降到最低。

7

体外诊断产品上市后再评价的展望

    医疗器械上市后监管是项系统性工程，需要生产经营企业、使用单位、监管机构等各方的通力协作。其发展依赖于管理者的高度重视，依赖于生产、经营企业的强烈责任意识，依赖于医务工作者的大力支持，依赖于公众的普遍认知。医疗器械监测和再评价工作在我国起步较晚，还存在很多问题。我国政府应重视医疗器械不良事件和再评价的监管工作，从法规建设和组织建设着手，借鉴国外经验，改善我国医疗器械监管中存在的问题，取长补短，尽快完善与国际接轨的医疗器械上市后监管系统，更好地控制医疗器械上市后风险，保障公众用械安全，从而逐步建立医疗器械不良事件监测工作体系，监管部门加强宣传培训，提高公众上报医疗器械不良事件的意识。

    虽然《医疗器械不良事件监测和再评价管理办法》已于 2019 年 1 月 1 日开始实施，但是相关的指导性文件还不完善，且约束力较小。因此，导致医疗器械持有人、经营企业、使用单位及各级监管部门在开展医疗器械不良事件报告、监测和再评价工作时，缺少必要的、可操作性强的指导性法规。这就导致一方面监管部门对被监管方的约束力小，另一方面需要履行医疗器械不良事件报告义务的持有人及机构对上市后的风险管理仅停留于表面，没有将风险管理真正纳入质量管理体系的尴尬局面。

    进一步加强 IVD 产品风险管理的法制化建设是我国医疗器械风险管理系统化的重要一环。这要求国家从制度层面进行系统化的风险管理的设计，以达到避免或者尽量减少与 IVD 产品有关的风险发生的目的。新修订的《医疗器械监督管理条例》已于 2014 年 6 月 1 日开始施行。目前新的《医疗器械监测和再评价管理办法》已发布实施，新的《医疗器械不良事件监测工作指南》也正在修订之中。在管理办法和工作指南正式发布后，我国医疗器械不良事件监管法规及指南性文件的完备性将得到大幅提升。届时，IVD 产品监管部门将会摆脱监督技术手段过时、可操作性差的尴尬局面。

    在日常的医疗器械监管中，基层监管部门大多是对资质、进货渠道、效期等量化性指标进行监督，鲜有对实质性的技术进行监督管理。其原因主要在于 IVD

产品不良事件监测相关法规需要依靠知识水平高、业务能力强的基层监督人员实施。然而现实中，基层监管人员缺乏专业背景、缺少培训机会等多方面的因素使得 IVD 产品监管力量难以保证。在国家"十二五"规划期间，医疗器械重点监测工作发现大部分医疗机构未配备医疗器械不良事件专职人员，多为临床科室或器械科人员兼任，过分重视器械采购，轻视医疗器械风险管理和对使用人员的培训，导致器械安全运行保障不足等问题。

我国在 IVD 产品监管方面可借鉴美国的经验，在对 IVD 产品进行监测和再评价时，充分发挥上市前审批机构和上市后监测机构的作用，并通过更加公开、独立的方式处理公众关注的 IVD 产品上市后风险问题。同时利用公众监督的力量，进一步完善 IVD 产品上市后风险管理体系。对于实行 IVD 产品监管工作的队伍，监管部门应定期组织相关的专业技能培训，提高监督人员业务能力，不断培养具有丰富的 IVD 产品上市后风险管理知识和经验的专业人才，并建立学习型的专业组织。

IVD 产品经营企业和持有人作为医疗器械上市后监管的责任主体，承担着提交不良事件报告的义务。同时持有人和生产企业也是 IVD 产品设计、生产、使用等各个环节风险管理的施行者。因此，持有人和生产企业良性发展对开展 IVD 产品全寿命周期风险管理、确保 IVD 产品安全有效、促进产品更新换代起到至关重要的作用。然而持有人和生产企业过分重视上市前审批及上市后的市场效益，使得大部分企业未能尽到职责。从发达国家来看，持有人和生产企业提交的不良事件报告往往占报告总数的 90% 以上。在我国，目前持有人和生产企业报告的不良事件数量仅占约 4%，不少企业抱着应付的心理，经常是被动地等待政府主管部门的监测结果。

IVD 产品经营企业、持有人和生产企业应提高其主体意识，增强其对产品上市后管理的重视程度，更好地保障 IVD 产品的安全性。政府可建立并完善与企业沟通 IVD 产品上市后安全性问题的机制，提高持有人和企业的能动性，使其能正确看待 IVD 产品上市后风险问题并自觉开展再评价研究。持有人和生产企业应重视 IVD 产品上市后再评价的重要性，把 IVD 产品上市后再评价纳入产品生产工作中，不断完善企业的质量管理体系，以保证产品的安全性和有效性。与此同时，企业也需要转变观念，主动与监督部门、IVD 产品使用者进行沟通，共同完善 IVD 产品上市后再评价方法。

第三方监管是在监管部门监管和生产企业对不良事件报告外的另一种监管手段。其作用在于，当监管部门和生产企业都对监督责任不作为的时候，公共用械安全还能得到保障和监督。然而，因为宣传培训力度还不够、公众普遍缺乏安全用械的常识等原因，公众难以意识到 IVD 产品不良事件报告的重要性。报告难以调阅也是影响公众对 IVD 产品不良事件监督的一个巨大障碍。美国收集的每一个报告，包括每一个FDA的电话报告记录，都能在一定原则的前提下向公众出示。而我国却只有包括风险信息的交流和必要时采取的行政措施。

医疗机构作为IVD产品的使用者，必须承担IVD产品不良事件报告的主要义务。事实上目前全国可疑医疗器械不良事件报告的主要来源也是医疗机构。但医疗机构的不良事件报告质量参差不齐，造成了IVD产品监督工作难以开展。因此，在医疗机构内部建立IVD产品不良事件监测工作体系对不良事件监测工作的推进十分必要。同时建议监管部门加强宣传培训，宣传培训的内容可包括相应的法规要求和标准要求，以及指南性文件的解读等，目的在于提高报告单位或个人的报告意识，以及对现行IVD产品不良事件监测法律法规的认识。

客观的、科学技术性知识的缺乏也是医疗器械不良事件监测的一个制约因素。随着人们生活水平的提高，越来越多的医疗器械走进家庭，小到血压计、血糖仪、安全套，大到理疗床、制氧机等，家用医疗器械的使用潜在风险也越来越高。由于操作人员缺乏专业知识和专业培训，IVD产品缺少专门供非专业人员使用的说明书，有些不适合家庭使用的IVD产品也缺乏明确的禁止性提示，这类IVD产品成为导致不良事件的安全隐患，但又难以得到充分监测。监督技术手段的缺乏，并非产品生产—使用—监督环节中任何单一方面的责任，要实现从监督技术手段方面提升IVD产品上市后再评价的效果，需要多方面配合完成。这就要求监管部门进一步研究制定专门的监测指标，采用针对性的办法和措施，以提高不良事件报告的数量和质量；IVD产品生产企业改良产品设计，补充完善产品说明书和操作指南。

参 考 文 献

马艳彬，李非，李竹，等. 2010. 中美医疗器械再评价的比较分析. 中国执业药师，7（11）：32-35.

曲婷婷. 2014. 生产企业开展医疗器械不良事件监测存在的问题及对策研究. 中国医疗器械信息，6：59-61.

王红漫，陈小红，陈刚. 2016. 基于 ISO 13 485-2016 构建医疗器械生产企业上市后监督体系. 中国医疗器械信息，8：5-9.

王兰明. 2009. 关于推进医疗器械上市后安全性监测工作的探讨. 标准检测，15（4）：48-52.

奚廷斐，冯晓明. 2000. 医疗器械上市后监督管理的重要举措. 监督管理，6（1）：19-23.

郑立佳，赵燕，董放. 2016. 中日医疗器械上市后监管研究. 中国药物警戒，13（9）：537-549.

朱书敏，徐晓媛. 2017. 美国医疗器械上市后监测体系运行经验及启示. 中国医疗器械杂志，41（2）：123-126.